고혈압
아는 만큼 고칠 수 있다

『高血圧 脳卒中・心筋梗塞・動脈瘤 循環器内科の名医が教える最高の治し方大全聞きたくても聞けなかった150問に専門医が本音で回答!』(文響社)

KOUKETSUATSU NOUSOTTYU · SHINKINKOUSOKU · DOUMYAKURYU ZYUNKANKINAIKA NO MEII GA OSHIERU SAIKOUNO NAOSHIKATA TAIZEN KIKITAKUTEMO KIKENAKATTA 150MON NI SENMONI GA HONNE DE KAITOU!

고혈압 아는 만큼 고칠 수 있다

알아두면 평생 든든한
고혈압 전문가의 150가지 질문과 답

가리오 가즈오미 외 지음 | 최려진 옮김

아침사과

머리말

책 속 지식을 당신의 실천으로 만들어주는 고혈압 Q&A

고혈압은 현재 일본 내 추정 환자수가 약 4,300만 명에 달하며, 연간 의료비가 1조 8,000억 엔을 웃도는 그야말로 최대의 국민병이 되었다.* 그리고 1년에 약 10만 명이나 되는 사람들이 고혈압을 주원인으로 하는 질병으로 목숨을 잃고 있다. 그럼에도 고혈압이 얼마나 무서운 병인지를 정확하게 이해하고 올바르게 대처할 수 있는 사람은 너무나 적다.

다음의 그래프는 세계에서 가장 권위 있는 의학저널 《란셋(Lancet)》에 게재된 것으로, 일본인의 리스크 인자별 사망자 수를 나타낸 것이다. 이 그래프에서 분명하게 보여주듯이 고혈압은 흡연 다음으로 큰 사망 리스크 인자라는 것을 알 수 있다. 단언컨대 고혈압은 현재 단일 질병으로서는 당뇨병(고혈당)보다 더한 최대 사망 리스크 인자이다.

고혈압이 무서운 이유는 어느 날 갑자기 목숨을 앗아가는 심뇌혈관

* 대한민국은 성인 인구 중 한 명꼴인 1,200만 명이 고혈압을 보유하고 있다. — 옮긴이

질환을 일으킬 리스크가 높을 뿐 아니라 전신의 동맥경화를 재촉하고 뇌나 심장, 신장, 눈 등 다양한 부위의 합병증을 초래하기 때문이다.

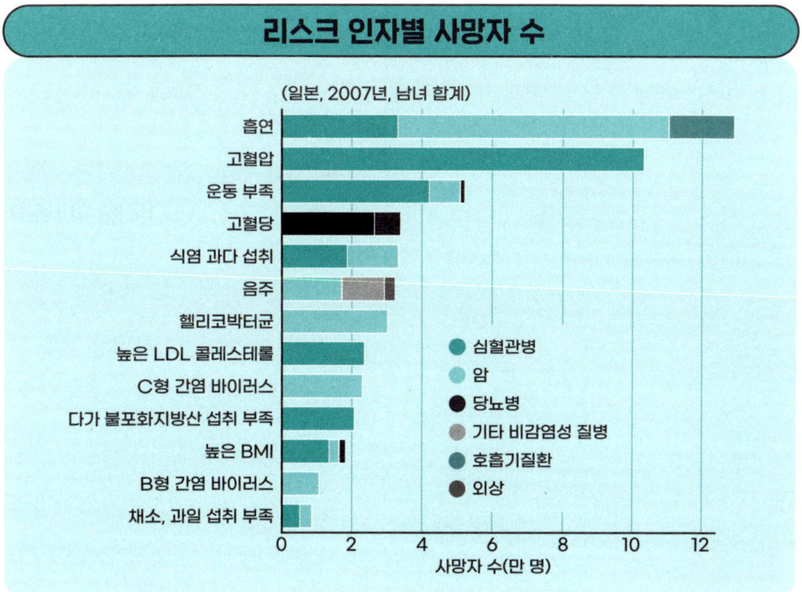

그렇지만 고혈압은 뚜렷한 자각증상이 나타나지 않다 보니 혈압이 높은데도 그냥 방치하는 사람이 적지 않다. 실제로 고혈압을 제대로 치료하고 있는 일본인은 환자 수의 30퍼센트에도 미치지 못해 문제로 지적되고 있다. 어떤 병이든 마찬가지겠지만 고혈압도 조기 발견과 조기 치료가 중요하다. 조기 발견과 조기 치료를 게을리하지 않으면 무서운 심뇌혈관질환이나 까다로운 합병증이 발생할 리스크를 최소화할 수 있다.

고혈압 치료는 장기전이다. 지금부터 시작해도 결코 늦지 않다. 그러니 고혈압을 극복할 대책을 바로 오늘부터 시작해보자. 만약 주변에 고혈압이라는 진단을 받고도 아무런 대책도 취하지 않는 사람이 있다면 부디 이 책을 보여주기 바란다. 고혈압의 최신 지식에 대해 전문의들이 쉽게 설명해주는 이 책을 읽고 나면 고혈압 대책으로는 무엇이 유용한지, 구체적으로 어떻게 대처해야 할지 아주 잘 알게 될 것이다.

지치의과대학교 순환기내과학부 전문의

가리오 가즈오미

CONTENTS

차례

2 혈압 측정에 대한 궁금증 8가지

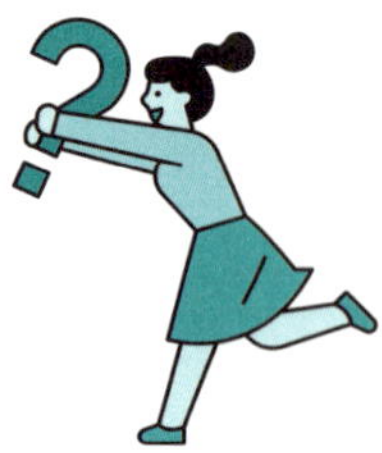

3 고혈압의 원인에 대한 궁금증 8가지

4 혈압 수치에 대한 궁금증 9가지

5 합병증에 대한 궁금증 8가지

6 치료에 대한 궁금증 11가지

7 혈압약에 대한 궁금증 17가지

8 생활습관에 대한 궁금증 18가지

9 식사에 대한 궁금증 34가지

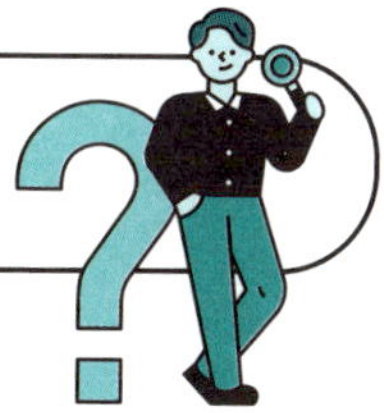

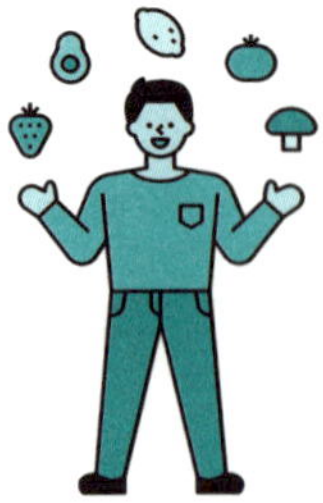

1

혈압에 관한 궁금증 18가지

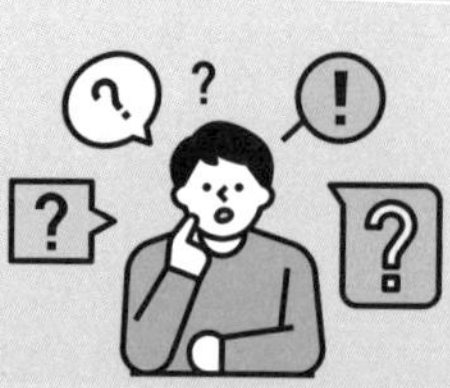

Q 01 대체 혈압이란 뭔가요?

혈압이란 혈관 내에 발생하는 압력을 말합니다. 심장이 혈액을 온몸으로 보낼 때 혈액이 혈관을 미는 힘을 혈압이라고 생각하면 됩니다. 심장을 펌프, 혈관을 호스라고 생각하면 이해하기 쉽겠지요.

굵은 대동맥부터 가는 모세혈관까지, 인체의 모든 혈관에서는 혈압이 발생합니다. 다만 혈압에는 동맥압(동맥 내의 혈압)과 정맥압(정맥 내의 혈압)이 있는데 정맥압은 거의 0에 가까워서 일반적으로는 동맥압을 혈압이라고 하며, 동맥 중에서도 상완동맥의 압력을 혈압으로서 다루고 있습니다.

혈압이 120mmHg인 경우 그 압력을 분수에서 물을 올리는 힘으로 환산하면 약 1.6미터 높이까지 밀어 올릴 수 있습니다. 이런 압력으로 심장에서 혈액을 내보내는 덕분에 우리 몸 구석구석까지 혈액이 도달해 몸에 필요한 산소와 영양을 운반하며 불필요해진 노폐물을 회수할 수 있습니다.

혈압은 '❶ 심장이 보내는 혈액의 양(심박출량)과 ❷ 혈관을 지나는 혈액이 흐르기 어려운 정도(말초혈관 저항)'라는 두 가지 인자에 의해 결정됩니다.

혈압은 항상 변동하고 있습니다. 몸을 좀 움직이면 올라가고 안정되면 내려갑니다. 감정의 기복이나 기온의 변화, 계절에도 영향을 받습니다. 하루 중에서도 아침에 일어날 때 조금 올라가고 잠자리에 들 때

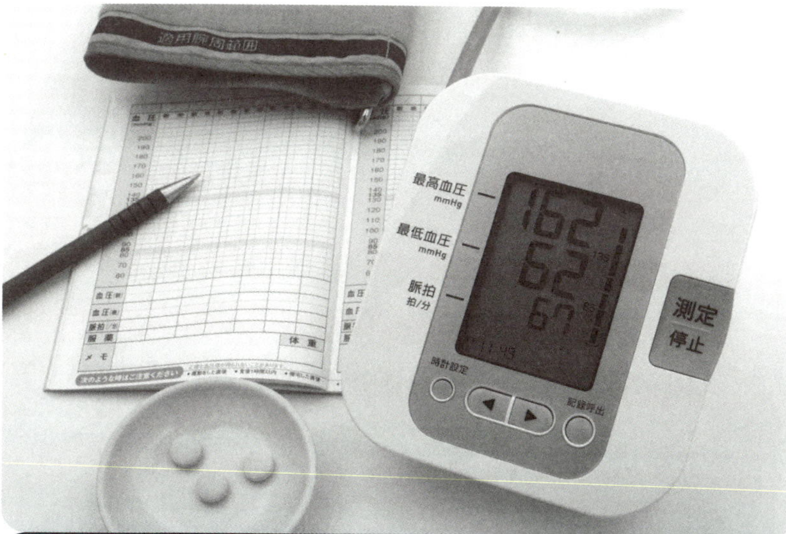

혈압이란

혈압	=	심박출량	×	말초혈관 저항
동맥의 혈압		심장이 내보내는 혈액의 양		혈관을 지나는 혈액이 흐르기 어려운 정도

면 떨어지는 파도(일내변동)가 있습니다.

혈압을 측정해서 얻을 수 있는 수치는 최고혈압과 최저혈압, 두 종류가 있습니다. 이것은 심장의 박동에 의해 혈압이 변동하는 것을 나타냅니다. • 가리오 가즈오미

Q 02 최고혈압은 어떤 값인가요?

최고혈압은 정식으로는 '수축기 혈압'이라고 하며, 심장이 수축할 때의 혈압을 의미합니다. 최대혈압, 위혈압이라고도 합니다. 구체적으로는 심장의 근육이 수축하고 대동맥의 밸브가 열려 혈액을 온몸으로 보낼 때의 혈관 내 압력을 말합니다.

심장이 수축하면 반대로 혈관은 혈액에 밀려서 확장됩니다. 그 때문에 혈관에는 짧은 시간에 강한 압력이 가해집니다.

혈압은 위 팔뚝에서 재는데 최고혈압은 심장의 좌심실이 수축해서 혈액을 보낼 때 대동맥의 혈관벽에 전해지는 압력을 반영합니다.

• 가리오 가즈오미

최고혈압이란

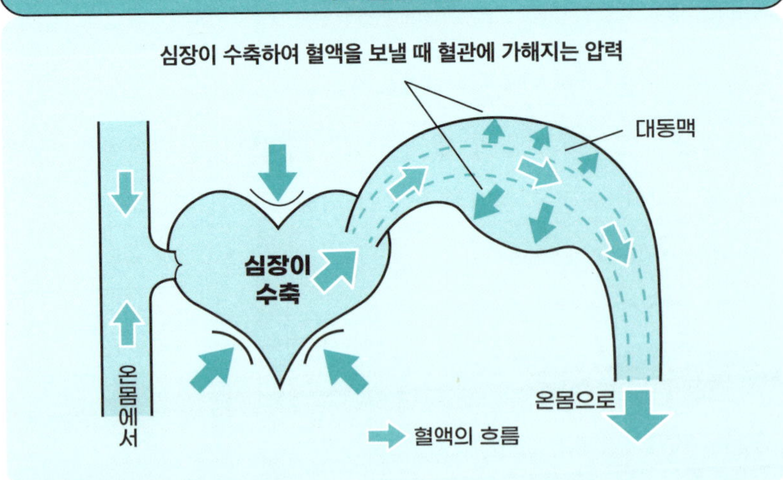

Q 03 최저혈압이란 어떤 값을 말하나요?

최저혈압은 정식으로는 '확장기 혈압'이라고 하며, 수축한 심장이 확장되어 원래대로 돌아갔을 때의 혈압이라는 뜻입니다. 최소혈압, 아래혈압이라고 부르기도 합니다.

구체적으로는 심장의 근육이 이완되어(느슨해져서) 대동맥의 밸브가 닫히고 심장에서 혈액을 내보내지 않게 되었을 때 혈관 내에 가해지는 혈압입니다. 이때 전신에서 심장으로 혈액이 흘러들어가기 때문에 온몸의 혈관 내 혈액량이 감소하고 혈관을 미는 힘이 약해져서 혈압이 낮아집니다. 하지만 심장이 혈액을 내보낼 때 넓어졌던 혈관이 원래대로 돌아오는 압력으로 혈관 속 혈액은 계속 흘러갑니다.

• 가리오 가즈오미

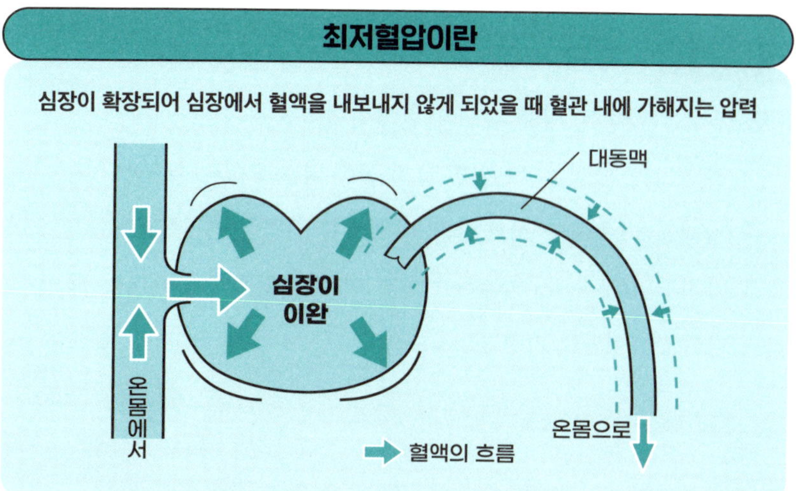

Q 04 최신 '고혈압 진단 기준'에 대해 알려주세요

일본의 최신 고혈압 진단 기준과 목표혈압은 일본고혈압학회가 발표한 《고혈압 치료 가이드라인 2019》에 기초를 두고 있습니다. 기본적으로 혈압이 140/90mmHg(최고혈압/최저혈압, 이하 같은 방식으로 표기) 이상일 때 치료가 필요한 고혈압으로 진단합니다. 이것은 다시 아래와 같이 3단계로 분류합니다(그래프 참조). 최고혈압과 최저혈압 모두 해당하거나 어느 한쪽만 해당해도 똑같이 분류합니다.*

- **I도 고혈압** … 140~159/90~99mmHg
- **II도 고혈압** … 160~179/100~109mmHg
- **III도 고혈압** … 180/110mmHg 이상

이 외에 최고혈압이 130~139/80~89mmHg는 고혈압전단계, 120 mmHg 이상은 주의혈압이라고 구분합니다. 이 단계에 있는 사람들은 바로 치료를 해야 하는 것은 아니지만 일종의 고혈압예비군으로서 혈압을 낮추는 방법에 대해 지도를 받아야 합니다.

각자의 목표혈압은 나이나 합병증에 따라 약간 달라집니다. 다음 표에 기재된 기준치와 목표치는 진료실혈압(병원에서 측정하는 혈압)이므로 가정혈압(가정에서 측정하는 혈압)에서는 각각 5mmHg를 뺀 수치가 됩니다(진료실혈압, 가정혈압에 대해서는 Q20 참조). • 가리오 가즈오미

* 대한당뇨협회 기준은 II도 고혈압이 160/100mmHg 이상이고, II도 고혈압과 III도 고혈압을 구분하지 않음—옮긴이)

성인의 혈압 기준치(진료실혈압)

가정혈압이라면 그림 속 수치에서 각각 5mmHg를 뺀다.

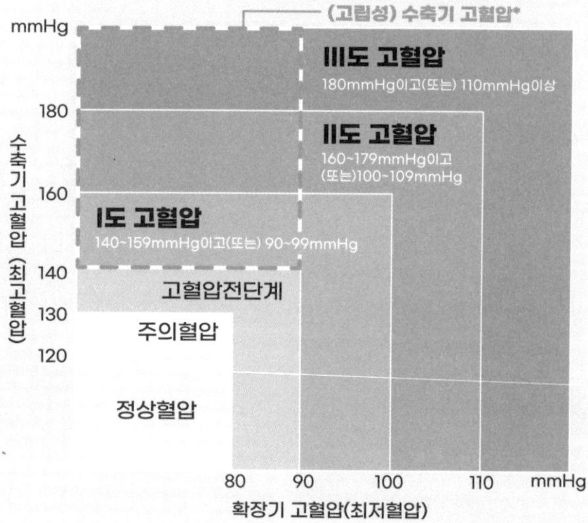

* (고립성) 수축기 고혈압 … 수축기 혈압만 특히 높은 고혈압으로, 동맥경화가 진행된 고령자에게 자주 나타난다.

* 출처: 일본고혈압학회, 《고혈압 치료 가이드라인 2019》

성인의 목표혈압(진료실혈압)

가정혈압이라면 각각의 수치에서 5mmHg을 뺀다.

75세 미만 성인	130/180mmHg 미만
75세 이상 고령자	140/90mmHg 미만
당뇨병 환자	130/80mmHg 미만
만성신장병(CKD) 환자	단백뇨 양성인 경우 130/80mmHg 미만
	단백뇨 음성인 경우 140/90mmHg 미만
뇌혈관장애 환자	140/90mmHg 미만
관동맥질환 환자	30/80mmHg 미만

* 출처: 일본고혈압학회, 《고혈압 치료 가이드라인 2019》

Q 05 혈압의 기준치가 점점 엄격해지던데 왜 그런가요?

몇 년에 한 번씩 개정되는 일본고혈압학회《고혈압 치료 가이드라인》의 최신판(2019년)을 보면, 고혈압 진단 기준은 진료실혈압 140/90 mmHg 이상으로 변동이 없었지만, 목표혈압은 75세 미만 성인의 경우 140/90mmHg 미만에서 130/80mmHg 미만으로 변경되었습니다. 최고혈압과 최저혈압의 혈압 강하 목표가 각각 10mmHg 엄격해진 것입니다. 실제로 지금까지 개정될 때마다 기준치와 목표혈압은 엄격해졌습니다.

고혈압을 치료하는 목적은 심뇌혈관질환(심근경색, 뇌졸중 등)이나 신장병 등 생명과 관련된 병을 예방하는 것입니다. 그 때문에 고혈압과 심뇌혈관질환의 관련성에 관해 전 세계에서 다양한 임상시험을 하며 조사·연구하고 있습니다. 이러한 조사·연구의 결과 '이 나이의 사람이 이 정도 혈압으로 몇 년을 지내면 어떤 병이 나타날 리스크가 높아진다'는 기준값이 도출되었습니다. 이를 '역학적 연구'라고 합니다.

그 데이터에 기초하여 세계보건기구(WHO)와 국제고혈압학회(ISH)가 고혈압 관리지침을 작성하고, 일본에서는 그것을 기초로 일본고혈압학회가 기준치와 목표혈압을 결정합니다. 혈압의 기준치가 매해 엄격해지는 것은 이런 연구가 축적되어 고혈압 리스크가 이전보다 자세히 밝혀진 결과입니다.

실제로 지금까지의 연구에서 120/80mmHg을 넘어서 혈압이 높을

수록 심뇌혈관질환, 만성신장병 등에 걸릴 리스크나 그 병으로 사망에 이를 리스크가 높아진다는 것을 알게 되었습니다. 일본에서는 고혈압이 흡연 다음으로 높은 사망원인이 되었습니다. 세계적으로도 단일 질병으로서는 가장 중대한 병으로 간주합니다.

일본에서 심뇌혈관질환으로 사망한 사람 중 약 50퍼센트는 120/80 mmHg을 넘은 혈압이 원인이었습니다. 심뇌혈관질환으로 사망한 수가 연간 약 10만 명에 달하는데, 그 최대 원인이 고혈압인 것입니다. 그뿐 아니라 고혈압성 질병으로 인한 연간 의료비가 약 1조 8,000억 엔(후생노동성 2017년 국민의료비 개황)에 달해 사회적·경제적으로도 영향이 큽니다.

이런 배경에서 고혈압이나 심뇌혈관질환, 신장병 등을 더 일찍부터 예방하는 것에 집중하게 되었습니다. 이에 따라 혈압의 기준치와 혈압 강하 목표치를 더 엄격하게 설정하여 평소 혈압을 관리하는 것을 중시하는 방향으로 바뀌었습니다. • 가리오 가즈오미

Q 06 고혈압을 방치하면 뇌와 심장 외에 어디에 영향이 나타나는지요?

고혈압은 혈관 내 압력이 높아지는 병이므로 실제로 다양한 혈관 질병을 초래합니다. 그리고 인체의 모든 곳에 혈관이 분포하는 이상 온몸에 영향을 끼칩니다. 고혈압을 방치하면 혈관 내측 벽(내막)에 강한 압력이 계속 가해지면서 손상되는데, 반복적으로 손상을 입다 보면 결국 동맥경화가 일어납니다. 동맥경화가 진행되면 혈관이 탄력을 잃어 혈압이 더 높아지는 악순환에 빠집니다.

고혈압에 의한 동맥경화에는 크게 두 가지 유형이 있습니다.

1 죽상 동맥경화(아테롬 동맥경화)

비교적 굵은 동맥에 일어나는 동맥경화입니다. 외막, 중막, 내막의 3층 구조로 되어 있는 혈관 내막이 상처를 입으면 그 부분에 혈액 속 나쁜 콜레스테롤(LDL 콜레스테롤) 등의 지질이 침입하여 끈적끈적한 죽 같은 덩어리(플라크)가 만들어집니다. 그로 인해 혈관이 막히거나 찢어지게 되며 뇌졸중, 심근경색, 그리고 대동맥류(흉부, 복부), 대동맥 해리, 폐색성 동맥경화증 등의 원인이 됩니다.

2 세동맥경화

뇌, 신장, 눈 등 아주 가는 동맥에 일어나는 동맥경화입니다. 가늘기 때문에 유연성을 잃게 되면 쉽게 찢어져서 출혈이 발생할 수 있습니다. 뇌에서 출혈이 발생하면 뇌출혈뿐 아니라 뇌혈관성 치매가 될 위험성도 있습니다. 눈에서 발생하면 안저 출혈로 시력이 저하됩니다. 신장의 좁은 혈관에서 일어나면 신장기능이 떨어져 신장경화증을 불러오고 결국 혈액 속 노폐물을 여과할 수 없는 신부전에 빠져 투석이 필요해지기도 합니다. • 구와지마 이와오

동맥경화의 유형

죽상 동맥경화(아테롬 동맥경화)

굵은 동맥의 내막에 나쁜 콜레스테롤 등이 침투해 플라크를 형성하여 혈류를 방해한다.

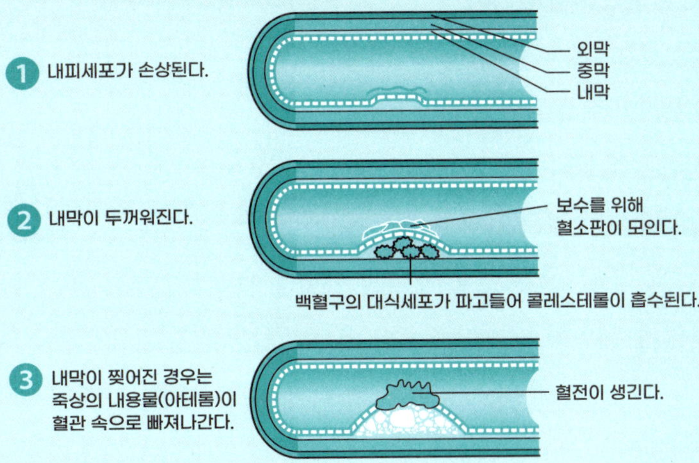

세동맥경화

가는 혈관이 유연성을 잃어 약해지고 찢어져서 출혈이 발생하기 쉬워진다.

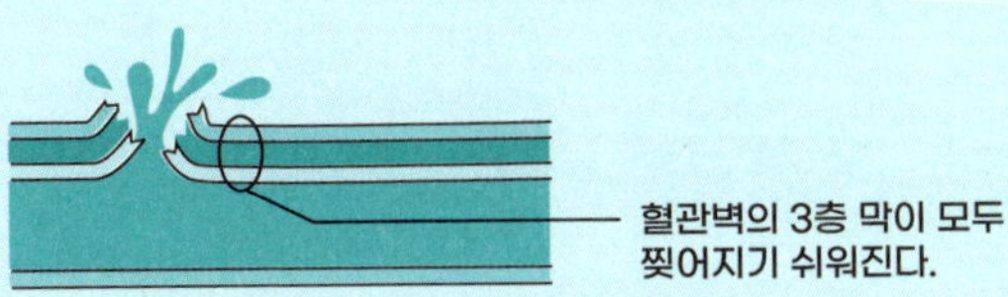

Q 07 일본에는 고혈압 환자가 얼마나 있나요?

일본에 있는 고혈압 환자는 약 4,300만 명쯤 된다고 추정됩니다. 그 중 72퍼센트인 3,100만여 명이 혈압을 140/90mmHg 미만으로 조절하지 못한다고 합니다. 후생노동성이 2018년에 실시한 '국민 건강·영양 조사'에 따르면 최고혈압이 140mmHg 이상인 사람의 비율은 남성이 약 36퍼센트, 여성은 약 26퍼센트입니다.

또 고혈압을 조절하지 못하는 사람 중 자신이 고혈압이라고 생각하지 않는 사람이 약 1,400만 명, 고혈압이라고 알고는 있지만 치료하지 않는 사람이 약 450만 명이나 있습니다.

한편 고혈압이라고 진단받고 혈압약을 먹으며 치료를 하지만 혈압 조절이 잘 되지 않는 사람도 약 1,250만 명이나 됩니다. 또 생활습관을 바로잡고 이뇨제를 포함한 세 가지 이상의 약을 복용해도 혈압 조절이 되지 않는 경우를 '저항성 고혈압'이라고 하는데, 고혈압 치료를 받는 사람의 10~15퍼센트가 이에 해당합니다. 이들 중에는 2차성 고혈압(Q28~Q32 참조)일 가능성이 있는 사람도 있기 때문에 주의가 필요합니다. • 가리오 가즈오미

Q 08 일본인의 고혈압에는 특징이 있다던데 정말인가요?

일본인의 고혈압은 나이를 먹을수록 늘어나서 50대 이상의 남성, 60대 이상의 여성 중 50퍼센트 이상이 고혈압입니다. 그중 약 90퍼센트가 원인을 한 가지로 특정할 수 없는 본태성 고혈압(Q27 참조)이라는 것도 특징입니다.

식염을 섭취하면 혈압이 오르기 쉬운 것을 '식염감수성(Q99 참조)'이라고 하는데, 일본인 중에는 식염감수성 체질인 사람이 많습니다. 비만과 스트레스가 있으면 같은 양의 소금을 섭취해도 쉽게 혈압이 오르는데, 가벼운 비만이어도 식염감수성 체질이 많은 일본인은 고혈압이나 당뇨병에 걸리기 쉽다는 특징이 있습니다. 또 간장이나 된장 등 조미료를 많이 사용하는 식문화 탓인지 선진국 중에서도 일본은 식염의 섭취량이 많은 나라로 꼽힙니다.

식염 섭취량은 해마다 감소하는 경향을 보이지만 그럼에도 하루 평균 10.1g을 섭취하고 있어서(후생노동성 2018년 국민 건강·영양 조사) 일본고혈압학회가 제공하는 목표치인 하루 6g 미만과는 거리가 있습니다. 그 외에 '국민 건강·영양 조사'에 따르면 20세 이상인 남성의 비만 비율은 32퍼센트로, 지난 30년 동안 약 두 배로 늘었습니다. 그 때문에 남성에게서는 비만에 동반되는 고혈압이 증가하고 있다는 특징도 있습니다. • 가리오 가즈오미

Q 09 여성은 고혈압이 되기 어렵다는 이야기가 정말인가요?

여성은 여성호르몬의 일종인 에스트로겐이 많이 분비됩니다. 에스트로겐은 난포호르몬이라고 하며, 수정란이 착상하기 쉽도록 자궁내막을 두껍게 하거나 점막을 촉촉하게 만드는 작용을 합니다. 이 호르몬의 작용으로 혈관도 부드럽게 유지되기 때문에 전체적으로 보면 여성 중에는 고혈압이 적습니다.

하지만 갱년기가 되면 에스트로겐 분비가 점점 감소합니다. 나이를 먹어 에스트로겐이 감소하는 동시에 폐경 후에는 혈압도 상승하기 시작하여 60대, 70대가 될 무렵에는 고혈압을 지닌 여성의 비율이 남성과 비슷해집니다. 즉 여성이라고 해서 고혈압이 되기 어려운 것은 아닙니다.

여성에게만 있는 고혈압으로는 임신고혈압증후군이 있습니다. 원인은 명확하지 않지만 임신부 20명 중 한 명꼴로 발생합니다. 중증이 되면 간과 신장의 기능장애를 초래하거나 태아의 발육이 나빠지는 경우도 있습니다. 임신 중에 임신성 고혈압이 나타나거나 단백뇨가 나오는 사람은 갱년기에 고혈압이 될 리스크가 높아진다고 합니다.

• 가리오 가즈오미

Q 10 제가 '백의고혈압'이라고 합니다. 자세히 알려주세요

집에서 혈압을 측정했을 때는 가정혈압 135/85mmHg 미만으로 나와 즉각 치료를 해야만 할 정도의 고혈압이 아니었는데, 병원에서 측정하면 140/90mmHg 이상의 고혈압으로 진단되는 유형을 '백의고혈압'이라고 합니다. 의사나 간호사의 백의(白衣) 곧 흰옷을 보면 긴장하여 자기도 모르는 새 혈압이 높아지기 때문에 이렇게 불립니다. 고혈압 환자의 15~30퍼센트가 백의고혈압으로 보이며, 고령이 되면 증가하는 경향이 있습니다.

그런데 병원 이외의 장소에서는 고혈압이 아니니 괜찮다고 할 수 있을까요? 그렇지 않습니다. 백의고혈압인 사람은 일반 고혈압인 사람에 비해 훗날 가정혈압도 고혈압이 될 리스크가 약 세 배라는 점이 밝혀졌습니다. 또 백의고혈압인 사람도 고혈압인 사람과 비슷한 정도로 심뇌혈관질환(뇌출혈이나 뇌경색, 협심증, 심근경색 등)을 일으키기 쉽다는 연구 결과도 있습니다.

따라서 백의고혈압인 사람은 가정혈압(Q20 참조)을 꼼꼼하게 측정하여 결과를 주의 깊게 관찰하는 것이 중요합니다. • 가리오 가즈오미

Q 11 요즘 혈압 서지라는 말이 자주 들리던데 그게 뭔가요?

정상혈압인 사람이라도 어떤 일로 혈압이 갑자기 급상승하여 비정상적으로 높아지는 일이 있습니다. 이것을 '혈압 서지(surge)'라고 합니다. 혈압은 기온, 자세 변화, 흡연, 음주, 스트레스, 염분 섭취 등이 유발 원인이 되어 상승합니다. 하나하나는 일상적으로 일어나는 변동이지만 그러한 원인이 겹쳐지면 혈압 서지를 일으킬 위험이 있습니다.

급격한 혈압 변화는 혈관에 손상을 입혀 동맥경화를 진행시킵니다. 동맥경화로 인해 혈관이 유연성을 잃어 혈압이 제대로 조절되지 않으면 다시 혈압 서지를 일으켜 동맥경화가 진행되는 악순환에 빠집니다. 혈관 내에 혈전(혈액이 응고한 덩어리)이나 플라크(콜레스테롤이나 지질 덩어리)가 있는 상태로 혈압 서지가 일어나면 혈관이 막히고 뇌경색이나 심근경색 같은 생명에 위협이 되는 병을 불러올 위험도 높아집니다.

백의고혈압(Q10 참조)과는 반대로, 진료실혈압은 정상인데 가정혈압이 높은 유형의 고혈압을 '가면고혈압(숨은 고혈압, Q19 참조)'이라고 하는데 이 중에도 혈압 서지를 일으키는 사람이 있다고 보입니다. 혈압 서지가 가장 많이 발생하기 쉬운 시간대는 이른 아침입니다.

• 가리오 가즈오미

Q 12 고혈압은 자각증상이 있나요?

고혈압은 자각증상이 없습니다. 대부분 건강진단 받을 때 혈압을 측정한 후 의사에게 고혈압이라는 말을 듣고서야 알게 되는 경우가 많습니다. 두통이나 이명, 어지럼증, 목의 통증이나 결림, 초조감 등의 증상이 나타나는 경우도 있지만, 그 원인이 고혈압이라고 깨닫기는 힘듭니다.

이처럼 고혈압은 증상이 잘 나타나지 않다 보니, 애초에 혈압이 높다는 사실을 몰라서 방치하거나 의사가 고혈압이라고 알려줘도 대수롭지 않게 여겨서 치료를 하지 않은 채 방치하기 십상입니다.

하지만 고혈압을 치료하지 않고 그냥 두면 혈관에 강한 압력이 가해지는 상태가 계속 이어지게 됩니다. 그러면 혈관에 부담이 더해져 혈관벽이 탄력을 잃고 두꺼워지면서 모르는 새 동맥경화가 진행됩니다. 동맥경화는 뇌경색, 뇌출혈 같은 뇌의 질병, 협심증, 심근경색 같은 심장의 질병, 또는 신장병처럼 생명을 위협하는 병을 초래하는 원인이 됩니다. 그 때문에 고혈압은 다른 말로 '조용한 살인자'라고 불립니다. • 구와지마 이와오

13 언제 혈압이 오르기 쉬운지요?

혈압은 항상 변동하는데 특히 쉽게 높아지는 때는 정신적·신체적인 스트레스로 긴장했을 때입니다. 시험을 칠 때, 사람들 앞에서 발표를 해야 할 때, 낯선 사람과 처음 대면할 때 등 일상생활에서 긴장하는 순간이 많이 있는데, 특별히 긴장했다고 느끼지 못하는 때에도 혈압이 높아지는 경우가 있습니다. 예를 들어 차를 운전할 때, 평소 정상혈압인 사람이 평온한 기분으로 운전을 해도 혈압이 30~40mmHg 높아진다는 실험 결과가 있습니다. 어린 아이를 데리고 외출할 때처럼 주위에 신경을 써야만 하는 경우라든가, 깜짝파티가 열릴 때도 혈압은 높아집니다. 또 화장실에서 힘줄 때, 다쳐서 통증을 느낄 때 같은 신체적인 스트레스에도 혈압은 높아집니다.

이런 혈압의 상승에는 자율신경이 관여하고 있습니다. 자율신경이란 자신의 의지와는 관계없이 혈압이나 내장의 활동을 지배하는 정신으로, 교감신경과 부교감신경 두 종류가 있습니다. 자율신경 중 교감신경은 심신의 활동을 활발하게 하여 혈압을 상승시키는 작용을 하고, 긴장하거나 흥분했을 때 우위에 놓입니다. 정신적·신체적 스트레스에 노출되면 혈압이 높아지는 것은 교감신경의 활동에 의한 것입니다.

모든 스트레스를 피한다면 혈압 상승을 막을 수 있겠지만 현실적으로 어려운 일입니다. 그러니 교감신경이 우위에 놓인 상황에서도 자율신경의 스위치를 전환할 수 있는 방법을 알아두어야 합니다.

스위치를 바꾸는 가장 간단한 방법은 심호흡입니다. 천천히 심호흡을 하다 보면 자율신경 중 부교감신경이 우위에 놓이게 됩니다. 부교감신경은 심신을 진정시켜 긴장을 풀어주고 혈압을 떨어뜨리는 작용을 합니다.

심호흡을 할 때는 천천히 복식호흡을 합니다. 코로 숨을 들이마시며 배를 팽창시키고 숨을 내쉴 때는 입으로 천천히 내보냅니다. 들숨에는 공기가 깨끗한 숲이나 시냇가를 상상하고 날숨에는 초조감이나 불안한 기분을 뱉어낸다고 생각하면서 천천히 2, 3회 심호흡을 하면 혈압을 10mmHg 정도 낮출 수 있습니다. • 구와지마 이와오

혈압을 떨어뜨리는 심호흡

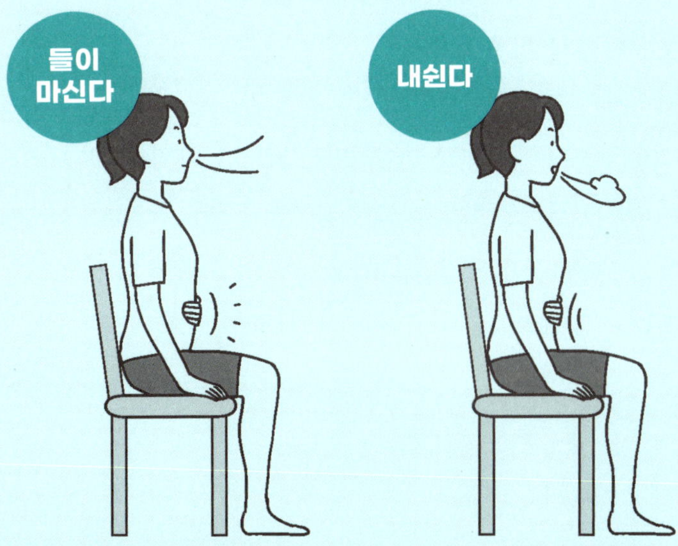

코로 천천히 숨을 들이마시면서 배를 팽창시킨다.

입으로 천천히 숨을 내쉰다.

14 혈압이 높아야 뇌의 활동이 좋아지지 않나요?

혈압이 높으면 혈액이 힘차게 흐르기 때문에 뇌의 혈액순환과 작용도 좋아진다고 생각하기 쉽지만 실제로는 그 반대입니다.

혈압이 높아지면 뇌의 혈관이 넓어집니다. 그러면 뇌는 동맥의 혈액이 뇌에 과잉 침입하지 못하도록 보호하려고 합니다. 그 결과 혈관벽에 여분의 혈액이 고여 정상혈압인 사람에 비하면 혈관벽이 약 1.5배 부어오릅니다. 부은 상태여서 뇌내 혈류의 속도도 정상혈압인 사람에 비해 초속 1.3센티미터 늦어집니다. 그 결과 뇌의 활동이 나빠지고 판단력이나 계산력, 사고력 등이 저하됩니다.

또한 뇌의 혈류가 부족해지면 기억이나 학습능력을 관장하는 뇌 속 해마의 시냅스(신경회로)가 특히 손상을 받기 쉬운데, 고혈압이 계속되면 약 20퍼센트의 시냅스가 소실된다고 합니다. 해마의 시냅스가 감소하면 새로운 뇌세포를 만드는 능력도 저하됩니다. 또 고혈압을 방치하면 의욕을 자극하는 도파민 호르몬이 10년 안에 최대 13퍼센트나 감소한다는 연구 결과도 있습니다. • 이치하라 아쓰히로

15 혈액이 맑게 잘 흐르면 좋다고 하는데 혈압이 높아지지 않나요?

끈적해진 혈액이란 적혈구와 백혈구, 혈소판의 '양(量)'이 늘고, 적혈구의 유연성을 잃거나 백혈구나 혈소판이 들러붙기 쉬워지는 등 '질(質)'에도 이상이 생겨서 혈액이 엉겨 흐르기 어려워진 상태를 말합니다. 그런 혈액을 온몸으로 흘려보내려면 강한 압력이 필요해서 혈관을 미는 힘이 강해져 혈압이 높아집니다. 혈액의 점도가 1cP(센티푸아즈) 오르면 혈압은 8배나 상승한다고 하니 고혈압을 개선하려면 잘 흘러다닐 수 있는 맑은 혈액을 유지해야 합니다.

이때 특히 주의해야 할 점은 혈소판이 굳어지기 쉽다는 점입니다. 고혈압으로 인해 동맥경화를 일으킨 혈관이 손상되면 손상된 부분을 복구하려고 혈소판이 모이는데, 이때 혈소판이 굳어지기 쉬운 상태라면 혈관이 막혀 심근경색이나 뇌경색을 일으킬 위험성이 더 높아지기 때문입니다. 혈소판을 굳어지기 쉽게 만드는 요인으로는 내장지방형 비만(대사증후군)이나 음주, 흡연 같은 생활습관을 들 수 있습니다. 그러므로 생활습관을 개선하여 혈관을 맑게 유지할 필요가 있습니다.

• 이치하라 아쓰히로

Q 16 고혈압인 사람이 코로나19 바이러스에 감염되면 위험하다고 하는 이유를 알려주세요

지금으로서는 고혈압 환자가 코로나19에 감염되면 중증화되기 쉽다는 근거는 없습니다. 고혈압인 사람은 중증화되기 쉽다는 보도가 있긴 했지만 이것은 중증 사례나 사망 사례에 고령자가 많았고, 애초에 기저질환 중에서 고혈압의 비율이 높았다는 점이 영향을 주었다고 보입니다. 하지만 코로나19 중증 환자에게서 폐색전(폐동맥에 혈전이 쌓이는 병)이나 폐경색 같은 혈전증이 일어난 사례가 전 세계적으로 여럿 보고되었고, 젊은 사람이나 기저질환이 없는 사람에게도 다수 나타난 것으로 미루어, 코로나19 바이러스가 혈관을 손상시키고 그것을 복구하려고 모인 혈소판에 의해 작은 혈전이 생기는 것이 원인이라고 추정해볼 수 있습니다.

코로나19 바이러스에 대해서는 아직 불확실한 점이 많지만, 고혈압인 사람은 동맥경화의 리스크가 높고 혈전증이 중증화되기 쉽다는 것은 사실입니다. 마스크 착용과 꼼꼼한 소독 등 방역 대책을 준수하고 3밀(밀폐, 밀집, 밀접)을 피하는 동시에 혈압을 양호하게 조절하려 노력하는 것이 중요합니다. • 이치하라 아쓰히로

Q 17 혈압은 낮으면 낮을수록 좋은가요?

세계보건기구의 정의에 따르면, 최고혈압(수축기 혈압) 100mmHg 이하, 최저혈압(확장기 혈압) 60mmHg 이하면 저혈압으로 판정합니다. 저혈압은 체질적인 것이어서 질병이라고 여기지는 않으며 치료가 필요하다고 보는 일도 많지 않습니다. 평범하게 생활할 수 있다면 심장에 부담이 가해지지 않으니 혈압이 낮은 편이 좋다고 하겠습니다. 하지만 갑자기 자리에서 일어날 때나 몸을 일으킬 때 어지러운 기립성 저혈압이나 식후에 생기는 식후 저혈압은 혈압이 떨어지면서 전신으로 보내는 혈액량이 극단적으로 적어진 것으로 보이므로 문제가 됩니다. 어느 쪽이든 현기증과 어지럼증을 느끼거나 갑자기 멍해지고 시야가 좁아지거나 실신하는 등의 증상이 나타나는데, 정신을 잃는 순간 쓰러져 다칠 수도 있고 혈류 부족으로 뇌와 심장에 악영향을 미칠 수도 있습니다.

최근에는 동맥경화로 혈관이 딱딱해지거나 좁아졌을 때 혈압 강하제로 혈압을 너무 낮추어서 저혈압이 되면 장기에 혈액이 도달하지 못하고 심근경색이나 뇌경색이 될 위험성이 높아진다는 지적도 있습니다. 특히 고령자는 혈압약이 과도하게 작용해 저혈압이 되는 경우도 있으니 주의가 필요합니다. • 다카자와 겐지

Q 18 고혈압이 가정경제에 악영향을 미친다는 게 정말인가요?

일본 후생노동성에서 발표한 '2017년 국민의료비 현황'에 따르면, 고혈압 관련 질병의 연간 의료비로 45~49세는 1인당 약 1만 엔을 지출하는 반면 65세 이상 고령자는 1인당 약 4만 엔, 즉 4배를 지출합니다.

40세 남성의 평균여명(平均餘命)을 조사한 결과, 고혈압인 사람은 44.8년, 정상혈압인 사람은 46.5년이었습니다. 정상혈압인 사람이 1.7년 오래 살면서도 지출하는 생애의료비는 고혈압 환자에 비해 약 376만 엔이나 적은 것입니다(그림 참조). 고혈압을 예방하고 빠르게 치료하는 것이 경제적으로도 유리하다는 것을 알 수 있습니다. • 이치하라 아쓰히로

고혈압과 평균여명 · 생애의료비의 관계

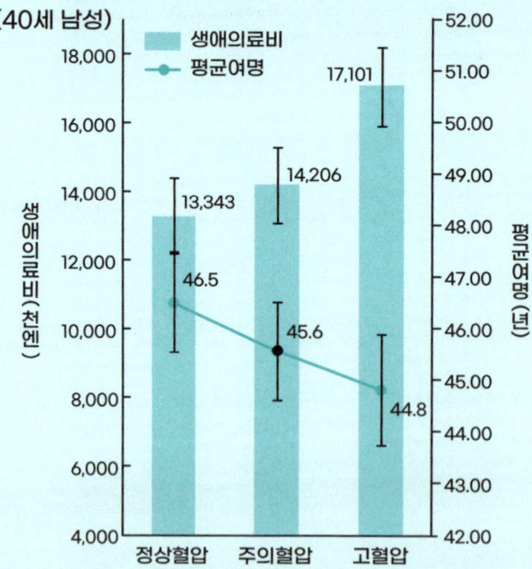

2

혈압 측정에 대한 궁금증 8가지

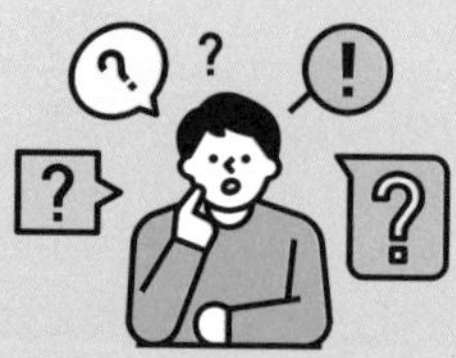

Q 19 왜 가정에서도 혈압을 측정해야 하나요?

최근의 고혈압 치료에서는 진료실혈압과 가정혈압에 차이가 날 때 가정혈압을 우선시합니다. 가정혈압이 더 중시되는 이유는 가정에서 측정해야만 드러나는 숨은 고혈압이 있다는 게 밝혀졌기 때문입니다.

진료실혈압만으로는 실태가 파악되지 않는 고혈압으로는 '백의고혈압(Q10 참조)과 가면 고혈압(숨은 고혈압)'이 있습니다.

백의고혈압인 사람은 그렇지 않은 사람에 비해 심뇌혈관질환(뇌출혈이나 뇌경색, 협심증, 심근경색)에 걸리기 쉽다는 것이 확인되었고, 앞으로 고혈압이 될 리스크도 높기 때문에 가정혈압을 측정하여 결과를 관찰하는 것이 중요합니다.

가면고혈압이란 진료실혈압으로는 고혈압이 아니지만 가정혈압이 135/85mmHg 이상인 경우를 말하는데, 진료실혈압이 정상인 사람들 중 약 10~15퍼센트가 가면고혈압으로 나타납니다. 가정혈압은 진료실혈압의 기준에서 각각 5mmHg 뺀 값을 기준으로 보아야 하므로 135/85mmHg면 고혈압에 해당됩니다. 가면고혈압인 사람은 혈압을 관리하고 있는 고혈압 환자보다 심뇌혈관질환에 걸릴 리스크가 높다는 연구 결과도 있어서 이 역시 가정혈압을 측정해 실태를 파악하고 치료하는 것이 중요합니다.

가면고혈압에는 고혈압이 되는 시간대에 따라 아침고혈압, 주간고혈압, 야간고혈압이라는 유형이 있습니다(Q38 참조). 이 중 야간고혈압은 야간에는 일반적으로 혈압이 낮아지기 때문에 120/70mmHg 이상을 가면고혈압이라고 판정합니다.

시간대별로 고혈압이 되는 원인을 살펴보면, 아침에는 일어나자마자 하는 흡연, 추위, 전날 밤에 마신 알코올의 영향 등이, 주간에는 업무나 가정에서 받는 정신적 스트레스와 신체적인 피로 등이, 야간에는 수면무호흡증후군, 심장과 신장의 질병의 영향, 당뇨병, 우울감, 뇌혈관장애 등이 있습니다. • 가리오 가즈오미

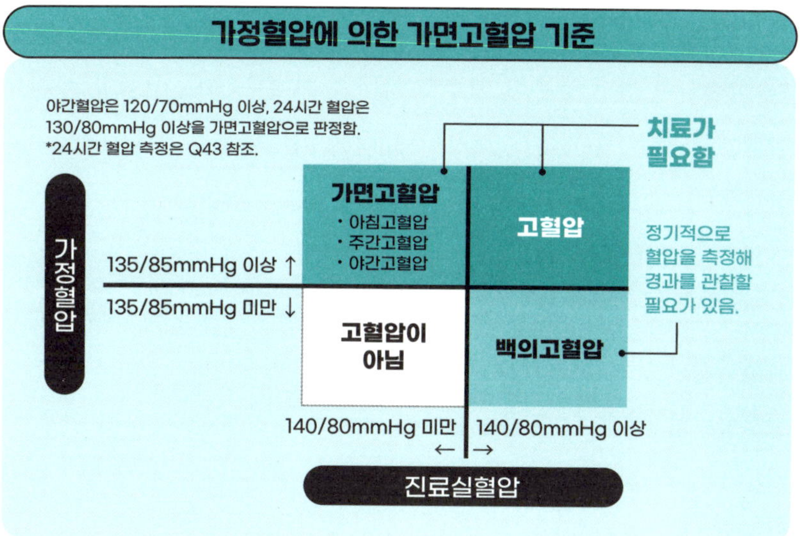

Q 20 진료실혈압과 가정혈압은 왜 기준치가 다른가요?

일본고혈압학회의 《고혈압 치료 가이드라인 2019》에 근거하여 고혈압이라고 진단되는 기준은 진료실혈압으로 140/90mmHg 이상이지만 가정혈압으로는 135/85mmHg 이상으로, 진료실혈압에서 최고혈압 최저혈압 모두 5mmHg를 뺀 수치를 고혈압이라고 진단합니다. 고혈압 전단계까지는 진료실혈압과 가정혈압의 기준치 차이는 5mmHg이지만, 고혈압이 되면 중증이 될수록 차이가 커져서 III도 고혈압은 진료실혈압이 180/110mmHg 이상인데 비해 가정혈압은 160/100mmHg 이상으로, 20/10mmg의 차이가 있습니다(다음 표 참조).

이처럼 기준치에 차이가 있는 것은 다양한 조사 및 연구를 통해 진료실혈압보다는 가정혈압 쪽이 본래 혈압을 더 잘 반영하고 있어서 심뇌혈관질환 등의 리스크를 예측하는 데 도움이 된다는 것이 밝혀졌기 때문입니다. 예를 들면 1986년부터 계속하고 있는 '오하사마 연구'에서는 이와테 현 하나마키시 오하사마 마을 주민 수천 명이 참가하여 계속적으로 가정혈압을 측정하고 있는데, '가정혈압이 135/85mmHg 이상이면 고혈압이라고 할 수 있다'는 것이 확인되었습니다.

진료실혈압은 장치나 측정 장소, 방법과 횟수 등을 세세하게 정한 '진료실혈압 측정법'에 기초하여 측정하지만, 정신없는 임상현장에서 완벽하게 지켜지지는 않습니다. 또 일반적으로 많은 사람들이 진료실에 오면 긴장하여 혈압이 높게 나오는 경향이 있습니다. 한편 가정혈압은 지속적으로 측정이 가능하며, 긴장하지 않고 편안한 환경에서 몇 번이고 측정할 수 있다는 이점이 있습니다.

일본에서는 가정용 혈압계를 비교적 저렴하게 구입할 수 있어서 세대당 한 대꼴로 보급되어 있고 기기의 신뢰성도 높기 때문에 가정혈압의 측정치는 고혈압에 동반되는 질병을 예측하는 데 도움이 되고 있습니다. • 가리오 가즈오미

성인의 혈압 기준치(진료실혈압과 가정혈압)

(단위: mmHg)

분류		진료실혈압 수축기 혈압(최고혈압) / 확장기 혈압(최저혈압)	가정혈압 수축기 혈압(최고혈압) / 확장기 혈압(최저혈압)
정상혈압		120 미만 / 80 미만	115 미만 / 75 미만
주의혈압		120~129 / 80 미만	115~124 / 75 미만
고혈압전단계		130~139 / 80~89	125~134 / 75~84*
고혈압	I도 고혈압	140~159 / 90~99*	135~144 / 85~89*
고혈압	II도 고혈압	160~179 / 100~109*	145~159 / 90~99*
고혈압	III도 고혈압	180 이상 / 110 이상*	160 이상 / 100 이상*
고혈압	(고립성) 수축기 고혈압	140 이상 / 90 미만	135 이상 / 85 미만

* **최고혈압·최저혈압 모두 해당하거나 어느 한쪽만 해당해도 그 분류로 구분한다.**

* 출처: 일본고혈압학회, 《고혈압 치료 가이드라인 2019》

Q 21 가정혈압 측정법에 대해 알려주세요

혈압계는 상완식 전자혈압계를 사용하도록 합니다. 위 팔뚝에 감는 커프(팔 압박대)에 공기를 보내서 혈관을 압박하여 혈압을 측정하는 것으로(오실로메트릭법이라고 한다.) 가정용 전자혈압계의 주류입니다. 가전제품 매장이나 약국 등에서 구할 수 있습니다.

가정혈압을 측정할 때 중요한 것은 매일 같은 조건에서 측정하는 것입니다. 조용하고 편안한 실온의 방을 측정 장소로 정해둡니다. 의자에 앉아 테이블에 수건 등을 깔고 손바닥을 위로 향하도록 펼쳐 팔을 얹습니다. 커프는 심장과 높이가 같은 위치에 감습니다. 좌우 어느 쪽 팔이든 괜찮지만 좌우 측정값이 10mmHg 이상 차이가 있다면 높은 쪽을 측정하는데, 항상 같은 팔을 측정합니다. 앉아서 1, 2분 안정을 취한 후 측정합니다.

아침에 일어나면 소변을 본 후 기상 1시간 이내에 밥이나 약을 먹기 전에 측정합니다. 밤에는 식사, 복약, 배뇨, 목욕을 모두 마치고 잠자기 전에 측정합니다. 아침과 밤 모두 2회씩 측정하여 기록하고 평균치도 기록합니다(Q26 참조).

측정 전에는 흡연, 음주, 카페인을 포함하는 음료 섭취는 금지입니다. 측정 중에는 말을 하거나 자세를 바꾸거나 힘을 주지 않도록 주의해야 합니다. • 가리오 가즈오미

가정혈압 측정 방법

어떤 혈압계가 있을까?

위 팔뚝에 커프를 감는 방식의 기기를 사용한다.

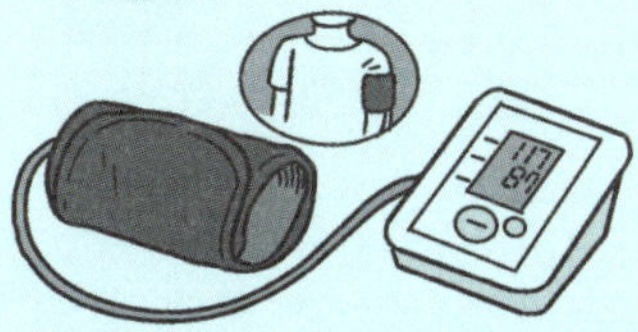

측정 시 주의점

장소 조용하고 편안한 실온의 방에서 측정한다.

자세 가능하면 등받이가 있는 의자에 다리를 꼬지 않고 앉는다.

세팅 커프의 높이를 심장 높이에 맞춘다. 혈압계 본체는 테이블 위에 두고 좌우 어느 쪽 팔이든 상관없지만 항상 같은 팔을 측정한다.

언제 측정할까?

아침과 밤, 각각 2회씩 측정하여 기록하고 각각 평균값도 기록한다.

- **아침** 기상 후 소변을 보고 나서 기상 후 1시간 이내에 아침이나 약을 먹기 전에 측정한다.
- **밤** 취침 전, 식사, 복약, 배뇨, 목욕을 마치고 측정한다.

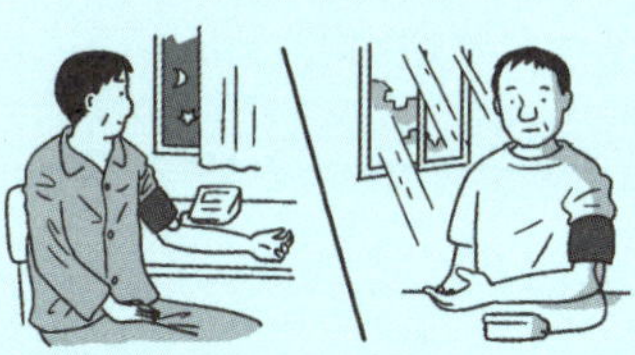

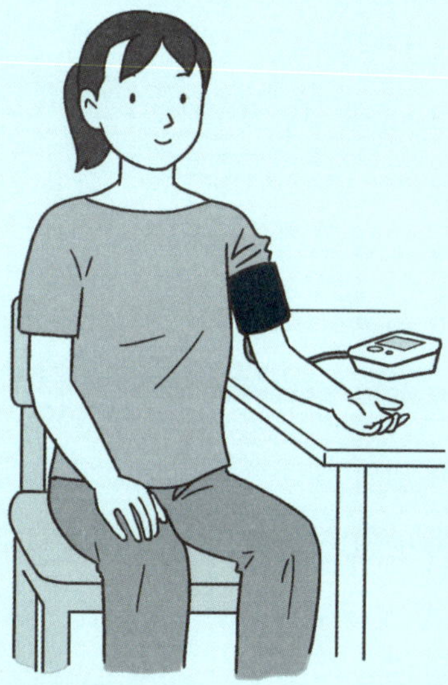

기록은?

2회의 측정값과 평균값을 모두 기록한다.

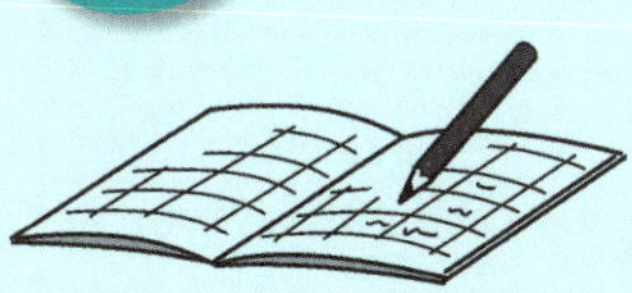

측정 전 측정 전에 흡연이나 음주를 하지 않는다. 커피 녹차 등 카페인이 들어 있는 음료도 섭취하지 않는다. 앉아서 1,2분 안정을 취하며 긴장을 푼다.

측정 중 말하거나 움직이거나 힘을 주지 않는다.

*출처: 일본고혈압학회, 《고혈압 치료 가이드라인 2019》

Q 22 혈압은 아침저녁에만 재면 되나요?

가능하면 낮에도 측정하는 게 좋습니다. 하루 동안 혈압이 어떻게 변동되는지 자세히 알면 알수록 고혈압 진단과 치료에 도움이 되는 자료로서 가치가 높아집니다. 고혈압 치료에서 혈압약을 선택하고 약의 효과를 파악하고자 할 때 가정혈압을 참고하는데, 낮 동안의 혈압도 알게 되면 더 정밀하게 진단할 수 있습니다.

24시간 혈압을 측정하는 방법(ABPM, Q43 참조)도 있지만, 자신의 혈압계로 낮에도 측정하면 혈압 서지 등을 파악할 수 있고 자기관리에도 도움이 됩니다. 예를 들면 아침이나 저녁 외에 낮의 활동이 원인이 되어 혈압이 높아지는 유형인 가면고혈압(주간고혈압)은 진료실에서는 파악할 수 없습니다. 낮시간이나 업무 도중에 스트레스를 받게 될 때마다 혈압을 측정해야 발견할 수 있습니다. 혈압약을 복용하는데도 별 효과가 없다면 주간 혈압도 파악해야 고혈압의 유형에 맞춘 약을 선택할 수 있습니다. 특히 스트레스가 많은 업무를 하는 사람은 직장에서도 혈압을 측정하는 게 좋습니다.

아침과 밤에 잴 때와 마찬가지로 낮에도 측정 조건(조용한 환경에서 안정을 취하고 측정할 것, 측정 중에 대화하지 말 것 등. Q21의 그림 참조)을 지키고, 2회씩 측정하여 평균값을 냅니다. • 가리오 가즈오미

Q 23 혈압계에는 맥박도 표시되던데 고혈압과 관계가 있나요?

우리가 맥박이라고 부르는 심박수는 심장이 수축하여 혈액을 내보낼 때의 혈관 박동인데, 심박수의 기준치는 나이나 성별에 따라 다르지만 성인은 1분에 60~100회 정도입니다.

고혈압이라고 해서 심박수가 높다고는 단언할 수 없습니다. 다만 심박수가 높은 상태가 계속되면, 특히 고혈압인 사람은 심혈관질환의 리스크가 높아진다는 것이 장기간의 조사 연구로 밝혀졌습니다. 최고혈압 135mmHg 이상이고 심박수 70mmHg 이상인 사람은 그보다 낮은 사람에 비해 심혈관질환 사망의 리스크가 세 배 이상 높아집니다.

심박수가 높아지는 원인에는 스트레스, 호르몬 불균형 등이 있습니다. 심박수가 높고 현기증이나 두근거림 등 의심 가는 증상이 있을 때는 주치의와 상담해야 합니다. • 이치하라 아쓰히로

심박수와 심혈관질환 사망의 관계

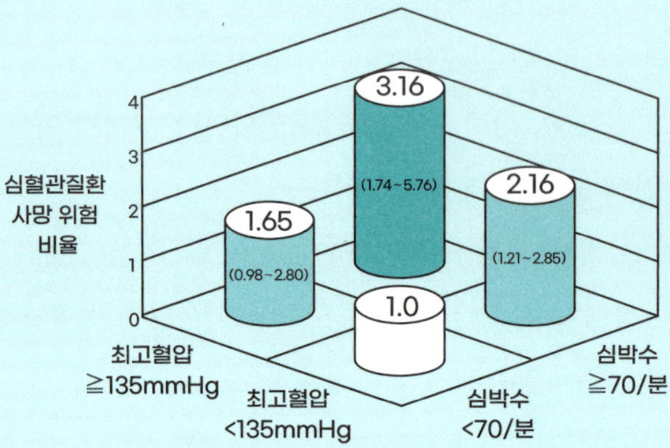

최고혈압 135mmHg 이상이고 심박수가 70 이상인 그룹은 최고혈압 135mmHg 미만이며, 심박수가 70 미만인 그룹에 비해 심혈관질환 사망의 리스크가 3.16배 높다.

* 10년 동안 1,780명을 추적조사

* 출처: Hozawa A, Ohkubo T, Kikuya M, et al., Prognostic value of home heart rate for cardiovascular mortality in the general population: the Ohasama study, *Am J Hypertens* 2004; 17: 1005~1010.

Q 24 혈압계는 수은혈압계가 정확한가요?

환경에 악영향을 미치는 수은 사용을 금지한 '수은에 관한 미나마타협약'에 의해 2021년 이후로는 수은을 사용한 기기 제조나 수출입이 금지되었습니다. 수은혈압계도 예외는 아닙니다.

일본 의사회와 고혈압학회에서도 수은혈압계를 회수해야 한다고 주장하고 있습니다(일본고혈압학회 '수은혈압계에 관한 Q&A', https://www.jpnsh.jp/topics/447.html).

따라서 이제부터 구한다면 '상완식 전자혈압계'를 권합니다. 정확성에 문제는 없다고 일본고혈압학회도 추천하고 있는 혈압계입니다.

수은혈압계를 폐기할 때는 일반 쓰레기와 별도로 수은 사용 폐제품으로서 특별히 취급해야 합니다. 거주지 동사무소에 회수방법을 문의하여 자치단체가 정한 규칙에 따르면 됩니다. • 가리오 가즈오미

Q 25 팔에 두르는 게 번거로운데 손목식 혈압계도 괜찮을까요?

손목에 커프를 감고 측정하는 유형의 혈압계는 비교적 저렴한 탓인지 인기가 많지만 일본고혈압학회에서는 임상현장용으로도 가정용으로도 추천하지 않습니다. 가장 큰 이유는 손목식 혈압계로는 정확한 혈압 측정이 어렵기 때문입니다. 계속해서 측정해도 그때마다 다른 값이 나오는 일도 적지 않습니다.

이것은 손목식 혈압계 자체가 부정확해서가 아니라 측정 방식에 영향을 미치기 때문입니다. 손목에 혈압계를 세팅하여 버튼만 누르면 측정할 수 있고, 작아서 가지고 다니기에도 편리하다는 점은 좋지만 상완식 혈압계와 비교하면 자세가 너무 자유롭다는 점이 측정값을 부정확하게 만드는 요인이 됩니다.

손목식 혈압계도 커프의 위치를 심장 높이로 맞추어 측정하는 것이 중요합니다. 심장보다 10센티미터 낮아지면 혈압이 8mmHg 높게 측정됩니다. 그러므로 손목식 혈압계를 사용하려면 심장 높이로 측정하고 있는지 체크하는 기능이 딸린 정밀도 높은 기기를 사용하는 것이 중요합니다. • 가리오 가즈오미

Q 26 혈압 기록은 어떻게 하면 좋을까요?

평범한 수첩에 기록해도 좋지만 전용 '혈압수첩'을 이용하면 편리합니다. 아침과 밤 각각의 최고혈압, 최저혈압, 맥박을 기록할 뿐 아니라 혈압의 추이 그래프를 작성하는 공간이 있는 수첩도 있습니다. 병원이나 약국에서 배포하는 경우도 있으니 다니는 병원에 물어보는 것도 좋습니다.

그밖에 혈압계 제조사나 제약회사 인터넷사이트에서 무상으로 다운로드하여 표 계산 소프트웨어를 이용해 컴퓨터로 데이터 관리를 할 수 있는 것도 있습니다. 최근에는 스마트폰 혈압수첩 앱도 있어서 수치만 입력하면 자동으로 그래프를 보여주기도 합니다.

어느 것이든 가정혈압을 기록해두면 진료할 때 7일 동안의 평균치를 보고 약의 효과 등을 판단하는 데 도움이 됩니다. • 가리오 가즈오미

기입 방법

		7/3		7/4		7/5	
		아침	저녁	아침	저녁	아침	저녁
1회	최고혈압	159	162	154	150	156	149
	최저혈압	103	98	100	96	98	96
	맥박	74	85	69	77	72	80
2회	최고혈압	155	158	150	150	152	149
	최저혈압	99	98	96	94	94	92
	맥박	70	81	69	73	70	80
약 복용 확인		✓		✓		✓	
혈압 mmHg							
체중							
메모							

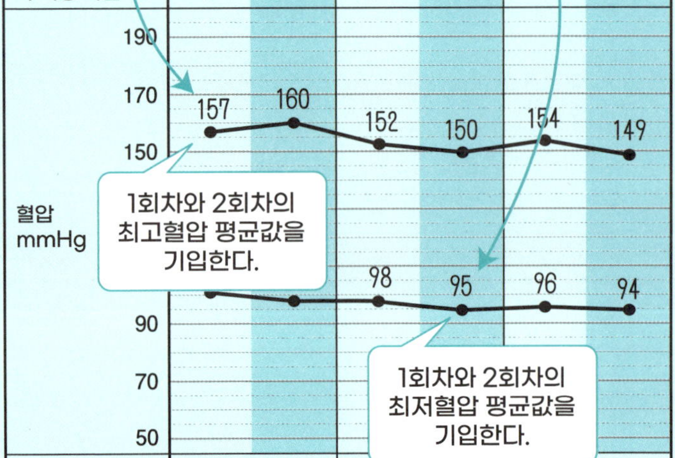

3

고혈압의 원인에 대한 궁금증 8가지

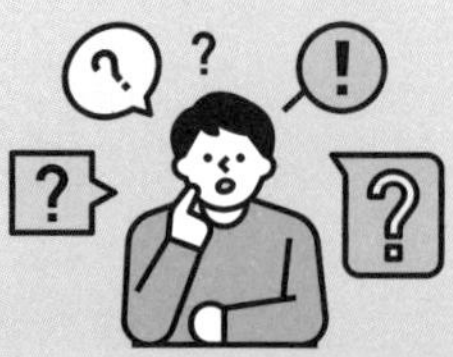

Q 27 고혈압의 원인에는 어떤 것이 있나요?

고혈압에는 특정 질병 등이 원인이 되어 일어나는 '2차성 고혈압'과 원인을 한 가지로 특정할 수 없는 '본태성 고혈압'이 있습니다. 일본인 고혈압의 약 90퍼센트는 본태성 고혈압입니다. 건강검진에서 판정받는 고혈압이 대개 본태성 고혈압인데, 나이를 먹으면 늘어나는 동맥경화도 원인이 되기 때문에 중장년에게 많이 나타납니다.

본태성 고혈압의 원인에는 유전적인 요소도 있어서, 부모가 고혈압인 사람은 고혈압이 될 가능성이 50퍼센트 이상이라고 합니다.

또 일본인에게는 염분을 섭취하면 혈압이 높아지기 쉬운 식염감수성 체질(Q99 참조)인 사람이 많다고 합니다. 하지만 본태성 고혈압은 원래의 체질에다 염분 과다 섭취, 과도한 음주, 운동 부족, 비만, 스트레스 같은 나쁜 생활습관이 복잡하게 얽혀 발생하기 때문에 원인은 명확하지 않습니다.

본태성 고혈압의 원인으로 유전적 요인도 무시할 수 없지만 생활습관을 바꿈으로써 고혈압을 개선할 수 있습니다. • 가리오 가즈오미

Q 28 고혈압에는 본태성 고혈압과 2차성 고혈압이 있다는데 어떻게 다른가요?

본태성 고혈압은 유전적인 체질에다 염분 과다 섭취, 운동 부족 따위의 생활습관이 더해져 발생하는데, 나이를 먹어 혈관의 유연성이 줄어든 것도 원인 중 하나입니다. 따라서 본태성 고혈압을 치료하려면 식사나 운동 등 생활습관을 개선하는 것이 중요합니다. 고혈압의 중증도나 합병증에 따라 반드시 약물로 치료해야만 하는 경우도 있지만, 염분과 알코올을 줄이거나 일상생활에 운동을 접목하여 생활습관을 바꾸는 것도 지금 바로 할 수 있는 치료법입니다.

2차성 고혈압은 특정 질병 등이 원인이 되어 일어나는 고혈압으로, 원발성 알도스테론증이라는 부신(신장의 위쪽에 있는 장기)의 질병 외에 만성신장병, 신장의 혈관이 협착을 일으키는 신혈관성 고혈압, 갑상선 질병, 수면무호흡증후군, 약의 부작용 등과 관련이 있습니다. 특히 주의해야 하는 것이 만성신장병으로 인한 고혈압입니다. 고혈압으로 신장기능이 떨어져 신장병이 악화되고 다시 고혈압을 부르는 악순환에 빠질 위험성이 있습니다. 2차성 고혈압은 원인이 되는 질병을 치료하면 개선할 수 있습니다. • 가리오 가즈오미

Q 29 2차성 고혈압은 비율이 적지 않나요?

2차성 고혈압은 이전부터 매우 적다고 여겨왔지만, 현재는 고혈압 전체에서 차지하는 비율이 10퍼센트가 넘어 결코 적다고 할 수 없습니다. 그중에서도 원발성 알도스테론증이 원인이 되어 일어나는 것이 많아서 고혈압 전체의 5~10퍼센트를 차지합니다. 원발성 알도스테론증은 부신피질(신장 위쪽에 있는 장기의 외측 부분)에 종양이 생겨 부신에서 알도스테론이라는 호르몬이 과잉 분비됨으로써 발생합니다. 알도스테론은 신장이 염분을 배설하는 것을 억제하여 혈압을 높이는 작용을 합니다. 그 때문에 알도스테론이 증가하면 고혈압이 됩니다.

이 밖에 신장병, 신장의 혈관 협착(신혈관성 고혈압), 갑상선 질병, 수면무호흡증후군, 임신, 약물 부작용에 의해서도 고혈압이 생기는데, 원인이 되는 질환이 특정되면 2차성 고혈압이 됩니다. • 가리오 가즈오미

원발성 알도스테론증

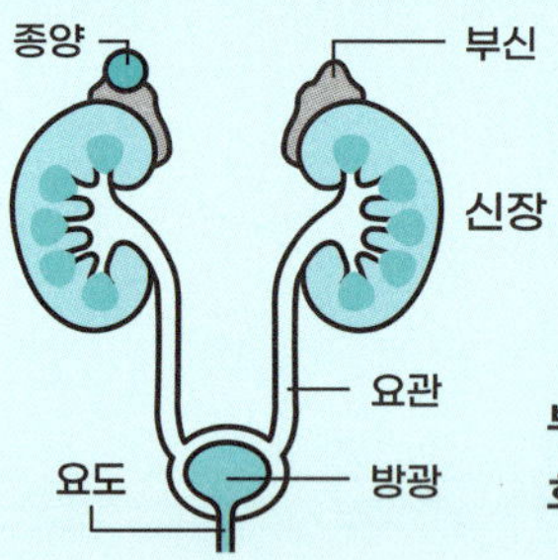

부신피질에 종양이 생기면 알도스테론이라는 호르몬이 과잉 분비되어 고혈압이 된다.

Q 30 어떤 사람에게 2차성 고혈압이 의심되나요?

2차성 고혈압이 의심되는 경우는 다음과 같습니다.

1 젊은 나이에 발병했을 때

본태성 고혈압은 20~30대에는 혈압이 높아도 대개 정상범위에 들다가 나이를 먹으면서 혈압이 높아지는 식으로 나타납니다. 이러한 본태성 고혈압과는 달리, 정상혈압이던 30세 이하의 젊은 사람이 갑자기 고혈압이 된 경우에는 2차성 고혈압이 의심됩니다.

2 중증도와 진행 속도가 급격하게 진행될 때

중장년에서도 정상 혈압이던 사람이 갑자기 최고혈압 180mmHg 또는 최저혈압 110mmHg 이상인 중증(III도 고혈압) 고혈압으로 진행되었다면 어떤 질병에 의한 2차성 고혈압이 의심됩니다. 또한 본태성 고혈압이던 사람이 몇 개월 사이 급격하게 수치가 상승해서 고혈압이 악화되었거나, 이전까지는 혈압약으로 조절할 수 있었는데 갑자기 혈압이 떨어지지 않게 된 경우에도 2차성 고혈압이 의심됩니다.

3 저항성 고혈압이 있을 때

본태성 고혈압으로 진단되어 세 종류 이상의 혈압약을 먹는데도 불구하고 좀처럼 혈압이 떨어지지 않는 것을 저항성 고혈압이라고 합니다. 그중에는 어떤 원인이 되는 질병으로 인한 고혈압도 있을 수 있으므로 2차성 고혈압이 의심됩니다.

4 장기에 장애가 있을 때

소변·혈액 검사, 영상진단 같은 검사에서 신장장애 등 장기에서 장애가 확인된 경우에도 2차성 고혈압이 의심됩니다.

5 혈압 변동이 클 때

낮에는 혈압이 높지 않다가 밤이 되면 혈압이 높아지는 등 하루 동안 혈압 변동이 큰 경우, 또는 어제는 높았는데 오늘은 높지 않은 등 매일 변동이 클 때도 2차성 고혈압이 의심됩니다.

이처럼 2차성 고혈압이 의심된다면 소변·혈액 검사, 영상진단 등으로 원인이 되는 질병을 특정하는 것이 중요합니다. 예를 들어 원발성 알도스테론증(Q29 참조)이라면 부신의 종양을 수술로 제거하여 원인을 치료하면 혈압을 낮출 수 있기 때문입니다. 다만 원인이 되는 질병에 따라서는 부기, 소변량 감소 등이 일어날 수 있지만 고혈압 그 자체에 의한 증상은 거의 없어서 알아채지 못하는 경우도 적지 않습니다. 고혈압이 아니었는데 건강검진 등에서 갑자기 고혈압이라고 통보받았다면 방치하지 말고 일찌감치 진료를 받아야 합니다.

• 가리오 가즈오미

31 2차성 고혈압의 원인에는 어떤 것이 있을까요?

2차성 고혈압의 원인이 되는 질병은 신장과 관련된 것, 내분비성 질환, 그 외의 질병으로 나눌 수 있습니다(표 참조).

1 신장의 질병

신동맥이 좁아져 신장으로 가는 혈류가 감소하면서 생기는 신혈관성 고혈압, 신실질(신장의 혈관 이외의 부분)의 장애로 일어나는 신실질성 고혈압이 있습니다.

2 내분비성 질병

호르몬에 관련된 것으로서, 원발성 알도스테론증(Q29 참조), 쿠싱증후군, 갈색세포종, 갑상선 질병(갑상선기능저하증, 갑상선기능항진증, 부갑상선기능항진증) 등이 있습니다.

3 기타

수면무호흡증후군이나 대동맥·뇌혈관 등의 동맥경화도 원인이 됩니다. 혈압 강하제 이외의 약이 영향을 미치는 약제유발성 고혈압도 있는데, 예를 들면 관절통, 요통 등에 처방되는 비스테로이드성 항염증약(NSAIDs)을 고령자나 신장기능이 떨어진 사람이 복용하면 고혈압이 되는 경우가 있습니다. 한방약이나 영양보조제, 기호식품(건강차 등)이 고혈압의 원인이 되기도 합니다. • 가리오 가즈오미

2차성 고혈압의 원인이 되는 주요 질병

신장의 질병	신혈관성 고혈압	신동맥이 좁아지거나 막혀서 신장으로 가는 혈류가 줄어들어 신장기능이 저하되는 병
	신실질성 고혈압	혈관이 아닌 신장 자체의 질병
내분비성 질병	원발성 알도스테론증	부신피질의 종양에 의해 호르몬의 일종인 알도스테론이 과잉 분비되는 질병
	쿠싱증후군	부신피질의 종양에 의해 호르몬의 일종인 코르티솔이 과잉 분비되는 질병
	갈색세포종	부신수질(부신의 중심 부분)의 종양으로 카테콜아민이라는 호르몬이 과잉 분비되는 질병
	갑상선기능저하증 (크레틴병)	갑상선(목의 앞쪽에 있는 기관)에서 분비되는 갑상선호르몬이 적어지는 질병
	갑상선기능항진증 (바세도우병)	갑상선으로부터 분비되는 갑상선호르몬이 과잉되는 질병
	부갑상선 기능항진증	부갑상선(갑상선 가까이에 있는 조직)으로부터 부갑상선호르몬이 과잉 분비되어 체내의 칼슘 균형이 깨지는 질병
기타	수면무호흡 증후군	10초 이상 무호흡이 하룻밤에 30회 이상이거나 1시간에 5회 이상인 것
	약제유발성 고혈압	비스테로이드성 항염증약(NSAIDs), 감초 등 약의 영향으로 고혈압이 되는 것
	대동맥축착증	심장에서 전신으로 혈액을 보내는 대동맥이 좁아지는 질병
	뇌간부혈관압박	동맥경화를 일으킨 뇌의 혈관이 혈압을 조절하는 신경을 압박하는 질병
	다카야스병	대동맥에 원인이 분명하지 않은 염증이 생겨 혈관벽이 두꺼워지고 혈관의 내부 공간이 좁아져 혈액이 잘 통하지 않게 되는 질병. 젊은 여성에게 많고 치료가 어려운 병으로 지정되어 있다.

* 출처: 일본고혈압학회, 《고혈압 치료 가이드라인 2019》

Q 32 2차성 고혈압의 원인이 되는 약에는 어떤 것이 있나요?

2차성 고혈압 중 약제유발성 고혈압의 원인이 되는 약으로는 다음과 같은 것이 있습니다.

1 에스트로겐 약제

에스트로겐 약제(저용량 피임약)는 여성에게만 있는 질병인 월경곤란증이나 자궁내막증의 치료약으로 이용됩니다. 그런데 여성의 2차성 고혈압의 19퍼센트가 에스트로겐 약제와 관련되어 있다는 프랑스의 연구 결과도 있습니다.

2 생약(한방약)

한방약에 들어 있는 감초, 마황, 인삼 같은 생약(약효를 가진 천연 식물 등을 약으로 이용하는 것)에 의해 고혈압이 되는 경우가 있습니다. 영양보조제나 건강차 등에 들어 있는 경우도 있습니다.

3 비스테로이드성 항염증약(NSAIDs)

두통이나 관절통의 진통제, 해열제, 항염증약 등으로 이용되는 약입니다. 약제명으로는 시클로옥시게나제2(COX2) 저해제, 아스피린, 이부프로펜, 로키소프로펜, 지크로페나크, 인도메타신 등으로, 처방약 외에 시판약에 함유되어 있는 것도 있습니다.

4 당질 코르티코이드

당질 코르티코이드는 부신피질호르몬의 일종입니다. 스테로이드계 항염증약으로 이용되고 있습니다.

5 교감신경 자극 작용이 있는 약

자율신경 중 교감신경(심신을 활동적으로 만드는 역할을 하는 신경)의 활동을 늘리는 약입니다. 페닐프로페놀아민은 비염약이나 기침약, 종합감기약, 요실금 약 등에 함유되어 있습니다. 마찬가지로 교감신경 자극 작용이 있는 항우울제(삼환계항우울약, 사환계항우울약, SNRI) 중에도 2차성 고혈압의 원인이 되는 것이 있습니다. • 가리오 가즈오미

2차성 고혈압의 원인이 되는 주요 약

약		내용
에스트로겐 약제		월경곤란증 등의 치료약, 경구피임약, 호르몬 보충요법제
생약	감초	작약감초탕, 소청룡탕, 갈근탕, 억간산, S·M 배합산 등에 함유되어 있다.
생약	마황	마황탕, 갈근탕 등에 함유되어 있다.
생약	인삼	인삼탕, 보중익기탕, 조등산, 반하사심탕 등에 함유되어 있다.
비스테로이드성 항염증약 (NSAIDs)		진통제, 해열제, 항염제에 함유되어 있다.
당질 코르티코이드		부신피질호르몬의 일종(스테로이드계 항염제). 프레드니솔론 등
교감신경 자극 작용이 있는 약		종합감기약 등에 함유된 페닐프로판올아민, 항우울제(삼환계항우울제, 사환계항우울제, SNRI) 등

* 출처: 일본고혈압학회, 《고혈압 치료 가이드라인 2019》

Q 33 고혈압이 되기 쉬운 성격이나 체질이 있나요?

고혈압이 되기 쉬운 성격으로 '유형A'라는 것이 있습니다. '공격적'이라는 뜻을 가진 영어 'aggressive'의 머리글자를 딴 것으로, 심근경색 등 관동맥질환을 일으키기 쉬운 사람 특유의 성격이라는 연구 결과가 있습니다. 관동맥질환의 원인 중 하나가 고혈압이므로 유형A인 사람은 곧 고혈압이 되기 쉬운 성격을 가진 사람이기도 합니다.

유형A는 고지식하고, 책임감과 경쟁심이 강하며, 자신에게도 타인에게도 엄격하여 어떤 일이 생각대로 진행되지 않으면 화가 치밀어 오르기 쉬운 성격입니다. 스트레스를 강하게 느껴 교감신경을 자극하기 쉽고, 혈압이 상승하기 쉽습니다.

고혈압이 되기 쉬운 체질로는 식염감수성 체질(Q99 참조)이 있습니다. 부모가 고혈압인 사람은 고혈압이 될 가능성이 50퍼센트 이상이고, 부모 중 어느 한쪽이 고혈압인 사람은 30퍼센트 정도인데, 식염감수성 체질도 유전일 가능성이 있습니다. 다만 체질을 물려받은 게 아니라 염분을 많이 섭취하는 식습관이나 운동하지 않는 습관 등 생활습관을 이어받았기 때문일 가능성도 있습니다. • 구와지마 이와오

Q 34 고혈압에는 두 가지 유형의 발증구조가 있다던데 설명해주세요

고혈압을 발증구조에 따라 분류하면 '혈관경화형'과 '체액저류형'으로 나눌 수 있습니다. 혈관경화형은 혈관이 좁아져 고혈압이 되는 유형이고, 체액저류형은 체내에 여분의 체액이 쌓여서 고혈압이 되는 유형입니다. 약의 작용 효과가 나쁜 경우에는 혈액검사로 관련 물질의 수치를 조사하여 유형에 맞추어 적절한 약을 검토하기도 합니다.

• 가리오 가즈오미

혈관경화형과 체액저류형의 고혈압

	혈관경화형	체액저류형
발증 구조	스트레스로 교감신경의 작용이 활발해져서, 신장으로부터 분비되는 레닌이라는 효소가 늘어난 영향으로 혈관이 과잉 수축하여 고혈압이 된다.	고령, 유전적 체질, 염분 과다 등으로 인해 신장의 작용이 저하되고, 여분의 체액이 충분히 배출되지 않고 체내에 쌓이며 혈류량이 늘어서 혈관이 압박되어 고혈압이 된다.
관련 물질	신경전달물질의 일종인 노르아드레날린, 효소의 일종인 레닌의 분비량이 많다.	ANP(심방성 나트륨이뇨펩티드. 체액을 배출하는 작용이 있는 호르몬)의 분비량이 많다.
시간대	이른 아침에 고혈압이 되는 '아침고혈압'이 생기기 쉽다.	항상 혈류량이 많기 때문에 야간에 혈압이 떨어지기 힘든 '야간 고혈압'이 생기기 쉽다.
약	**칼슘 길항제** 혈관을 넓히는 ARB, ACE 저해제 혈관을 수축시키는 체내 물질을 막는다.	**이뇨제** 여분의 수분을 배출한다.

4

혈압 수치에 대한 궁금증 9가지

Q 35 심뇌혈관질환을 일으키는 위험도(고혈압 중증도)를 알려주세요

혈압이 고혈압전단계(진료실혈압 130~139/80~89mmHg) 이상으로 높아지면 뇌경색이나 심근경색 등 심뇌혈관질환이 발병할 리스크도 커집니다. 이것은 규슈대학교 대학원 히사야마마치 연구(1961년부터 계속되고 있는 뇌졸중·심혈관병 등의 대규모 조사 연구), JALS* 등의 연구 결과로 밝혀진 것입니다. 또 혈관이 손상됨으로써 신장 등의 장기에도 장애가 발생합니다. 고혈압으로 인해 리스크가 커지는 심뇌혈관질환이나 장기의 장애에는 다음과 같은 것이 있습니다.

1 뇌의 질병

뇌출혈·뇌경색, 일과성뇌허혈발작(TIA), 뇌색전증, 인지증(치매)

2 심장·혈관의 질병

대동맥해리, 협심증, 심근경색, 심방세동, 심부전, 심장 좌실비대, 말초동맥질환, 복부동맥류

3 신장의 질병

만성신장병, 신경화증

* JALS = Japan Arteriosclerosis Longitudinal Study. 일본에서 수행된 특정 집단을 대상으로 한 비교추적조사 연구를 통합하는 연구

고혈압 이외에 심뇌혈관질환 리스크를 높이는 위험인자에는 다음과 같은 것이 있습니다.

나이(65세 이상), 성별(남성), 흡연 습관, 당뇨병, 지질이상증(40mg 이하의 낮은 HDL 콜레스테롤혈증, 140mg 이상의 높은 LDL 콜레스테롤혈증, 150mg 이상의 높은 중성지방혈증), 심뇌혈관질환 이력, 만성신장병(단백뇨, 신기능 저하), 비만

고혈압과 이러한 위험인자가 함께 있으면 다음 표와 같이 심뇌혈관질환 리스크가 한층 높아집니다.

예를 들면 고혈압전단계인 사람이 65세 이상, 남성, 지질이상증, 흡연 습관 중 세 가지 이상에 해당한다면 심뇌혈관질환이 될 우려가 큰 '높은 리스크'가 됩니다. • 가리오 가즈오미

고혈압과 심뇌혈관질환 리스크

혈압 분류 / 리스크층과 위험인자	고혈압 전단계 130~139/80~89mmHg	I도 고혈압 140~159/90~99mmHg	II도 고혈압 160~179/100~109mmHg	III도 고혈압 180/110mmHg 이상
리스크 1층 위험인자가 없음.	낮은 리스크	낮은 리스크	중간 리스크	높은 리스크
리스크 2층 65세 이상, 남성, 지질이상증, 흡연 중 해당 사항이 있음.	중간 리스크	중간 리스크	높은 리스크	높은 리스크
리스크 3층 심뇌혈관질환력, 당뇨병, 비판막증성 심방세동, 단백뇨가 있는 만성신장병 중 해당 사항이 있음. 또는 리스크 2층의 위험인자가 3개 이상 해당됨.	높은 리스크	높은 리스크	높은 리스크	높은 리스크

* 모두 진료실혈압임.
* 출처: 일본고혈압학회, 《고혈압 치료 가이드라인 2019》

36 최고혈압이 높은 것뿐이라면 괜찮은가요?

최고혈압과 최저혈압의 차이를 맥압이라고 하는데, 젊을 때는 거의 일정하지만 고령이 되면 맥압이 상승합니다. 즉 차이가 커지는 것입니다. 과거에는 맥압이 커도 문제가 없다고 했지만 최근 연구에서 그 생각이 잘못됐다는 게 밝혀졌습니다. 맥압이 크면 대동맥 등 굵은 혈관에 동맥경화가 진행되고 있을 우려가 있기 때문입니다.

심장이 수축해서 혈액을 내보내면 60% 정도는 금세 온몸으로 흘러갑니다(이때의 혈압이 최고혈압). 나머지 40%의 혈액은 대동맥에 머무르다 심장이 확장될 때 대동맥이 수축함으로써 온몸으로 보내집니다(이때의 혈압이 최저혈압). 최저혈압이 낮다는 것은 대동맥이 유연성을 잃어 나머지 40%의 혈액을 보내는 수축력을 상실했다는 의미입니다. 즉 대동맥에서 동맥경화가 진행되고 있는 것입니다.

맥압이 60mmHg 이상이면 위험합니다. 특히 60세 이상이고 최고혈압이 160mmHg 이상으로 고혈압의 기준치를 넘는데 최저혈압은 기준치 이하이고 그마저도 해마다 떨어지고 있다면 주의해야 합니다.

• 다카자와 겐지

Q 37 최저혈압이 높은 것뿐이라면 괜찮겠지요?

나이가 60세 미만이고 최고혈압은 정상인데 최저혈압이 높은 경우, 말초혈관에서 동맥경화를 일으키고 있을 가능성이 있어 방치하면 전신으로 동맥경화가 퍼질 위험성이 있습니다. 뇌의 말초혈관에서 동맥경화가 일어나면 증상이 나타나지 않는 숨은 뇌졸중인 미소뇌경색이나 미소뇌출혈(무증상성 뇌혈관장애. Q42 참조)의 위험성도 높아집니다. 또 신장의 가느다란 혈관에서 동맥경화가 일어나면 신장기능이 떨어져 신장병을 일으키거나 염분 배출이 잘 되지 않아 고혈압이 더 악화되기도 합니다.

말초혈관의 동맥경화를 진단할 때는 평균혈압을 이용합니다. 건강한 사람의 평균혈압은 90mmHg 전후인데, 만일 100mmHg 이상이라면 말초혈관에서 동맥경화가 일어났을 우려가 있고, 120mmHg 이상이라면 상당히 진행되었다고 볼 수 있습니다. • 다카자와 겐지

평균혈압(근사치) 구하는 법

$$\text{평균혈압(mmHg)} = \text{최저혈압} + \frac{\text{최고혈압} - \text{최저혈압}}{3}$$

예) 최고혈압 130mmHg, 최저혈압 100mmHg인 경우는
(130−100) ÷ 3 + 100 = 110mmHg 이 된다.

Q 38 고혈압에는 혈압이 올라가는 유형에 차이가 있다고 하던데요

혈압은 항상 일정하지 않아서 하루 중에도 밤에 잠을 잘 때는 내려가고 아침에 일어나면 약간 높아지는데 이것은 정상적인 변동입니다. 하지만 특정 시간대에만 돌출하여 고혈압이 되는 사람도 있습니다. 건강검진 등 진료실혈압에서는 좀체 파악할 수 없는 가면고혈압(Q19 참조)의 일종으로, 가정혈압을 세심하게 측정하거나 24시간 혈압 측정(24시간 활동혈압측정 = ABPM. Q43 참조)을 해야 비로소 드러납니다.

어느 시간대에 혈압이 오르기 쉬운지를 알면 약 먹을 시간을 조정하거나 일상생활에서 주의해야 하는 포인트를 잡아 관리할 수 있습니다. 그러니 자신의 혈압 유형을 체크하여 위험한 시간대를 파악해둘 필요가 있습니다.

1 아침고혈압

기상 직후에 혈압 서지(Q11 참조)가 일어나는 유형입니다. 수면 중에는 혈압이 떨어지는데 아침에 기상하면 급격하게 혈압(가정혈압)이 135/85mmHg 이상으로 올랐다가 다시 정상혈압으로 낮아집니다. 이런 급변동은 혈관에 손상을 주어 동맥경화를 초래하고, 기상할 때 심뇌혈관질환(뇌졸중이나 심근경색 등)의 발작을 일으킬 위험성이 높아집니다.

2 주간고혈압(직장고혈압)

낮에 혈압(가정혈압)이 135/85mmHg 이상으로 높아지는 유형입니다. 직장이나 가정에서 심한 스트레스를 받는 것이 원인이어서 스트레스를 해소할 대책이 필요합니다. 스트레스로 인해 불면증이 생기고 그 영향으로 야간고혈압도 나타나는 일이 있는데 그 경우에는 심뇌혈관질환 리스크가 한층 더 높아집니다.

3 야간고혈압

수면 중에 혈압이 충분히 떨어지지 않는(120/70mmHg 이상) 유형입니다. 밤에 뇌졸중이나 심근경색을 일으킬 위험성이 높으므로 주의가 필요합니다. 야간고혈압에서 가장 리스크가 높은 것은 수면무호흡증후군인 사람으로, 야간혈압이 충분히 떨어지지 않은 채 아침을 맞아 다시 혈압이 오르고 높은 혈압이 낮시간까지 지속되는 경우도 있습니다.

• 가리오 가즈오미

아침 · 주간 · 야간고혈압

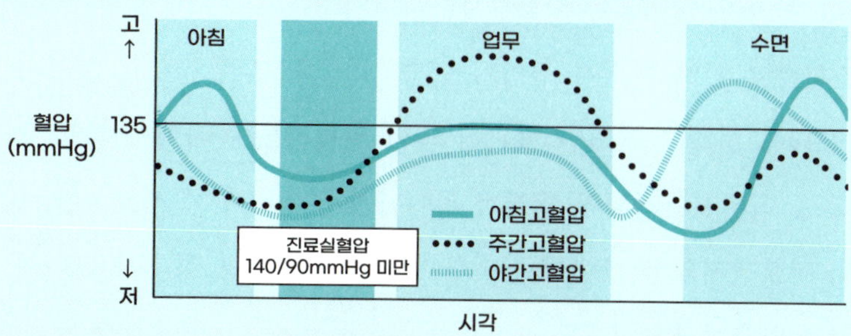

* 출처: Kario K, et al., Clinician's Manual on Early Morning Risk Management in Hypertension. Science Press; 2005.

39 아침 기상 후에만 혈압이 높아집니다. 문제가 될까요?

새벽부터 아침에 일어날 때까지의 혈압이 급상승하는 유형의 고혈압을 아침고혈압이라고 합니다. 병원에서 측정하는 진료실혈압에서는 좀처럼 파악할 수 없는 가면고혈압(Q19 참조)의 일종입니다.

기상 후 30~60분 이내에 소변을 본 후 혈압을 측정하여 최고혈압이 135mmHg 이상 또는 최저혈압이 85mmHg 이상인 날이 일주일에 이틀 이상인 경우, 아침고혈압을 의심할 수 있습니다.

잠잘 때는 자율신경 중 부교감신경(심신을 이완시키는 신경)으로 바뀌기 때문에 본래라면 혈압이 가장 떨어졌어야 하는 시간대입니다(기저혈압이라고 한다). 그 후 잠에서 깨면 보통은 서서히 혈압이 상승하는데 고령자나 혈당이 높은 사람, 콜레스테롤이 높은 사람, 알코올 섭취량이 많은 사람은 기상 직후에 혈압이 급상승하는 혈압 서지(Q11 참조)가 일어나기 쉽다고 합니다.

아침 일찍부터 정오까지의 시간대는 잠자는 동안 체내의 수분량이 감소함으로 인해 혈전이 생기기 쉽습니다. 아침고혈압으로 혈압이 높은 상태에 혈전이 생기면 혈관이 막힐 위험성도 높아져 뇌졸중, 심근경색 등 심뇌혈관질환의 발작이 일어나기 쉽습니다. 실제로 아침 일찍부터 정오까지의 시간대에 이러한 발작이 일어나는 경우가 많다는 데이터가 있습니다.

건강한 사람이라도 이른 아침이면 혈압이 20mmHg은 상승합니다.

아침고혈압인 사람은 심뇌혈관질환의 발작을 예방하기 위해 기상 후 2시간 정도는 혈압이 높아질 만한 행동을 삼가야 합니다. 예를 들면 얇게 입은 채 갑자기 추운 복도로 나간다거나 차가운 물로 세수를 한다거나 화장실에서 힘을 주거나 일어나자마자 담배를 피우는 등의 행동 말입니다.

또 야간의 혈압이 높은 야간고혈압 중 '논디퍼(non-dippefr)형'이라고 불리는 유형은 야간혈압이 주간혈압에 비해 10퍼센트 미만 정도만 낮아진 채로 아침까지 지속되기 때문에 새벽의 혈압도 기준치를 넘어 높아지는 경우가 있습니다(Q40 참조). 당뇨병이나 신장병, 수면무호흡 증후군인 사람에게 많이 나타나고 역시 심뇌혈관질환의 리스크가 높아지므로 야간의 혈압을 낮추는 치료가 필요합니다. • 구와지마 이와오

Q 40 야간고혈압은 어떤 유형이 위험한가요?

혈압의 일내변동(하루 동안 일어나는 혈압의 상승이나 저하)으로 야간혈압이 주간혈압의 10퍼센트 이상 20퍼센트 미만의 범위 내에서 떨어지는 것을 '디퍼형(dipper, 국자형)'이라고 합니다. 이것은 정상적 변동이므로 치료할 필요는 없습니다.

한편 야간에 혈압이 상승하는 '라이저(riser)형'이나 야간혈압의 저하가 적은 '논디퍼(non-dipper)형'은 야간고혈압(수면 중의 혈압이 120/70 mmHg 이상인 것)과 합병되면 위험합니다. 주간의 진료실혈압이 정상 범위 내였다고 해도 자는 동안의 고혈압으로 혈관이 손상되기 때문에 심뇌혈관질환(뇌졸중이나 심근경색)이나 신장병을 일으킬 위험성이 높습니다.

1 라이저형

비율은 적지만 주간보다 야간의 혈압이 높은 유형입니다. 스트레스 등으로 인한 자율신경장애, 수면무호흡증후군 등이 원인입니다.

2 논디퍼형

야간혈압이 주간혈압에 비해 10퍼센트 미만밖에 떨어지지 않는, 가장 흔히 보이는 유형입니다. 염분 과다섭취나 흡연 같은 생활습관 문제, 당뇨병, 신장병, 수면무호흡증후군 등이 원인이 됩니다.

3 익스트림디퍼형

야간의 혈압 저하가 주간혈압의 20퍼센트 이상으로 크며, 기상 직전에 혈압이 급상승하는 유형입니다. 탈수 상태이거나 혈압 강하제(특히 이뇨제)가 너무 강하게 작용한 경우 이 유형의 이상이 발생하기도 합니다.

라이저형과 익스트림디퍼형은 심뇌혈관질환의 리스크가 높고, 뇌의 좁은 혈관이 막히는 무증후성 뇌혈관장애(Q42 참조)를 일으키므로 그냥 지나치면 생명에 위협이 되는 뇌경색을 일으킬 수 있습니다. 또한 이것이 반복되면 뇌의 혈류가 악화되어 혈관성 치매가 될 위험성도 있습니다.

라이저형은 특히 심부전 리스크가 높기 때문에 조기에 발견해 치료하는 것이 중요합니다. • 가리오 가즈오미

혈압의 일내변동 유형

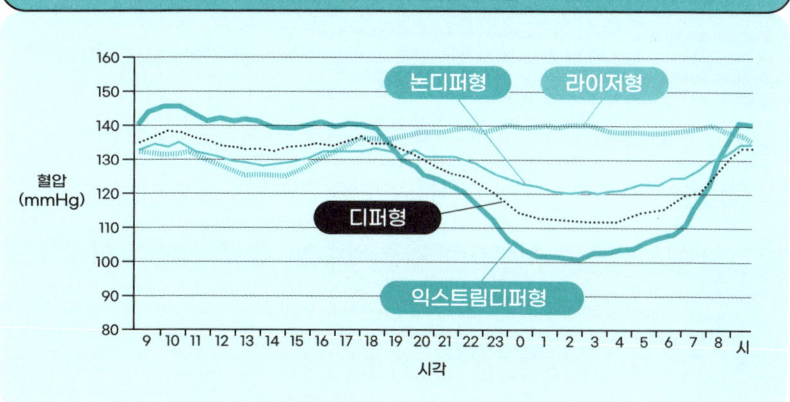

41 왼팔과 오른팔에서 잰 혈압 수치가 많이 다른데 괜찮은가요?

혈압은 오른팔에서 측정한 혈압이 왼팔 혈압보다 높은 경우가 많은데 대부분 심장과 혈관의 구조로 인한 것으로 그 차이는 오차로 보아도 좋을 정도로 작습니다.

하지만 늘 좌우 15mmHg 이상 차이가 나는 경우라면 낮은 쪽 어딘가의 혈관에 동맥경화나 대동맥해리(대동맥의 혈관벽 층 구조가 떨어지는 병), 대동맥류(대동맥의 혈관벽이 팽창하여 혹이 되는 병) 같은 병이 생겼을 수 있습니다. 이러한 영향이 뇌나 심장에 미치게 되면 생명에 관련되는 심뇌혈관질환(뇌졸중이나 심근경색, 협심증 등)의 원인이 되므로 혈압의 좌우 차이가 클 때는 자세한 검사를 해봐야 합니다.

혈압의 좌우 차이가 발생하는 원인 중 가장 많은 것은 쇄골하동맥에 일어나는 동맥경화입니다(그림 참조).

쇄골하동맥은 심장에서 나온 대동맥에서 분기되는 동맥으로 좌우 한 쌍이 있습니다. 이름 그대로 쇄골의 아래를 지나는 형태로 크게 커브를 그리며 좌우의 상완동맥(혈압을 측정하는 부분의 동맥)으로 이어집니다. 이 커브 부분은 심장에서 나온 지 얼마 안 되는 세찬 혈액의 압력을 받게 되어 동맥경화가 발생하기 쉬운 부분입니다.

쇄골하동맥의 동맥경화에서 까다로운 점은 병이 있는 쪽 혈압이 떨어진다는 것입니다. 예를 들면 왼쪽 쇄골하동맥에 동맥경화가 발생해도 항상 왼쪽에서 혈압을 측정하고 있다면 수치가 낮게 나오므로 동맥경화 진행을 알아차리는 시기가 늦어집니다. 이른바 '숨은 동맥경화'인데 이것을 발견하는 포인트가 좌우 혈압 차이입니다.

좌우 혈압차가 큰 사람일수록 고혈압 외에 지질이상증, 당뇨병 등의 생활습관병에 걸릴 가능성이 높고, 젊은 여성에게는 다카야스병(Q31 참조)이 나타나기 쉽다는 보고도 있습니다. 악화되기 전에는 증상이 나타나기 어려운 병이니 1년에 한 번은 좌우 혈압을 비교해보고, 차이가 크다면 의사와 상담해야 합니다. • 다카자와 겐지

쇄골하동맥의 동맥경화로 인한 혈압의 좌우 차이 예

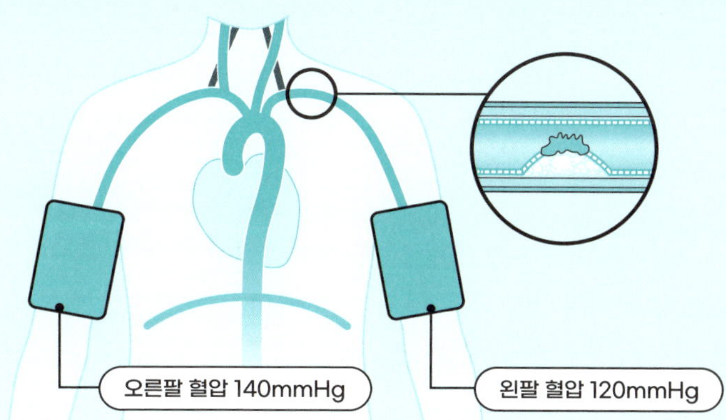

좌측 쇄골하동맥에 동맥경화가 있으면 혈류가 막혀 혈액량이 감소하고 혈압이 떨어진다.

42 혈압은 서서 재면 좋다고 하던데 왜 그런가요?

혈압은 자세에 따라서 작게나마 달라지는데, 일반적으로는 누웠을 때 가장 낮고, 다음으로 앉은 자세, 선 자세순으로 높아집니다. 하지만 자세를 조금만 바꿔도 혈압이 크게 변동하는 사람도 있습니다. '혈압이 변동하기 쉬운지' 판단하는 데는 앉은 자세 외에 선 자세에서도 혈압을 측정하는 '기립혈압 측정'이라는 방법이 효과적입니다(그림 참조).

혈압이 변동하기 쉬운지 아닌지를 확인하는 것은 뇌졸중(뇌경색, 뇌출혈) 예방을 위해 중요합니다. 평소 정상혈압을 유지하던 사람이 뇌졸중으로 갑자기 쓰러졌을 때 뇌를 검사하면 쓰러진 원인이 된 뇌졸중 외에 작은 출혈이나 뇌경색이 발견되는 일이 있습니다. 쓰러지기 전부터 이미 증상이 나타나지 않은 작은 뇌경색이나 뇌출혈(무증후성 뇌혈관장애)을 몇 번이나 일으켜온 것입니다. 가벼운 동작에도 혈압이 올라가는 사람은 자기도 모르는 새 이런 '숨은 뇌졸중'을 일으키고 있을 가능성이 있습니다.

여기에는 뇌의 '천통지(천통동맥)'라는 혈관이 관련되어 있습니다. 혈관은 굵은 혈관에서 시작해 분기하면서 점차 좁아집니다. 천통지는 굵은 혈관에서 직접 분기된 0.5밀리미터 정도의 가느다란 혈관이라 굵은 혈관의 압력을 받기 쉬워 혈압 변동이 크면 막히거나 찢어져서 작은 뇌경색이나 뇌출혈을 일으키기 쉬운 것입니다.

5일 동안 연속해서 측정하여 '앉아서 측정한 최고혈압의 평균치'와

'서서 측정한 최고혈압의 평균치'를 비교합니다. 어느 쪽이 높든지 차이가 10mmHg 이상이라면 '혈압이 변동하기 쉽다'고 할 수 있습니다. 주의할 것은 각각의 최고혈압이 기준치 이하여도 차이가 10mmHg 이상이면 뇌졸중을 일으킬 위험성이 높다는 점입니다. 한 달에 한 번은 기립혈압을 측정하여 차이가 10mmHg 이상이라면 의사와 상담하는 게 좋습니다. • 가리오 가즈오미

기립혈압 측정 방법

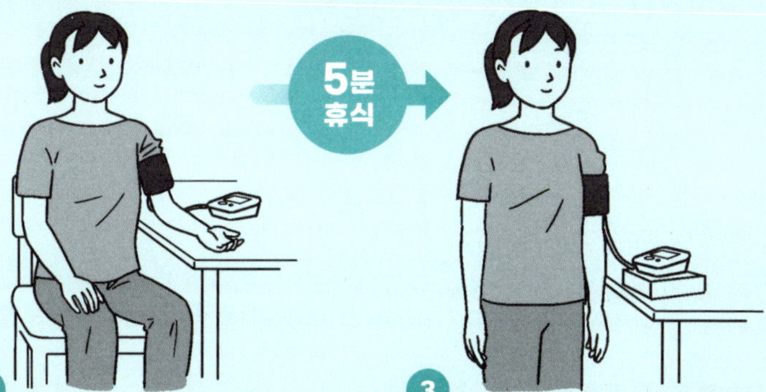

1 의자에 앉아 심장 높이로 맞추어서 위 팔뚝에 커프를 감고 혈압을 2회 측정한다.

2 앉은 채 5분 동안 안정을 취한다.

최고혈압 평균의 차이가 10mmHg 이상이라면 주치의와 상담한다.

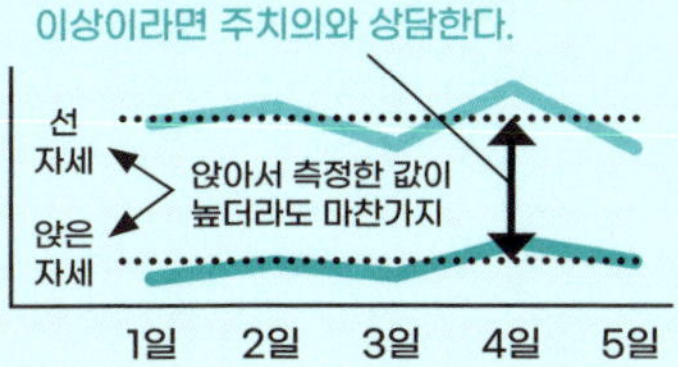

3 커프를 감은 채 그대로 일어서서 3분 이내에 혈압을 측정한다. 계속해서 2회 측정한다.

*커프의 선이 짧다면 혈압계 밑에 받침을 두거나 손에 든다.

4 5일 연속해서 측정하여 '앉아서 측정한 최고혈압의 평균'과 '서서 측정한 최고혈압의 평균'을 비교한다.

43 혈압을 24시간 측정하는 게 가능한가요?

의료기관에서 휴대형 혈압계를 빌려서 24시간 연속하여 혈압을 측정할 수 있습니다. 이를 '24시간 활동혈압측정(ABPM: Ambulatory Blood Pressure Monitoring)'이라고 하며, 상완부에 커프를 감고 혈압계 본체를 허리에 착용한 채 24시간을 지내는 동안 자동적으로 15~30분 간격으로 혈압이 기록되는 장치입니다. 측정 횟수가 늘어나기 때문에 좀더 실태에 가까운 측정 결과를 얻을 수 있습니다. 본체는 스마트폰 정도의 무게로, 식사, 업무, 가사 등 통상적인 활동은 평소처럼 자유롭게 할 수 있습니다(일시적으로 떼고 목욕도 가능).

진료실혈압과 가정혈압만으로는 알 수 없는 가면고혈압이나 백의고혈압이 의심되는 경우처럼 의사가 필요하다고 인정하면 보험이 적용되어 자기부담도 적습니다. 수치 변동이 너무 걱정되는 사람은 24시간 측정에 대해 담당의나 고혈압 전문의와 상담해보는 게 좋습니다. • 가리오 가즈오미

ABMP (24시간 활동혈압측정)

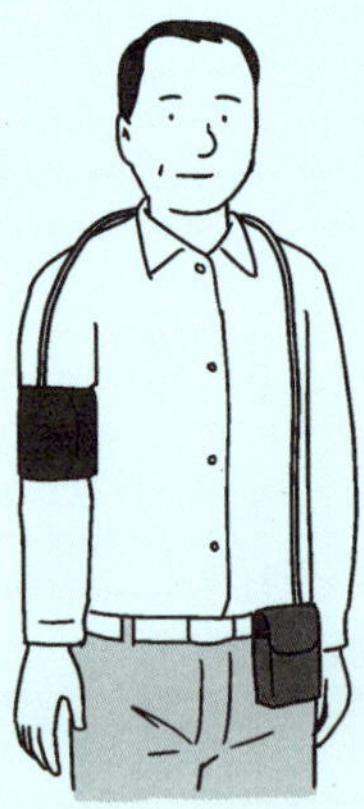

의료기관에서 빌린 혈압계를 몸에 장착하고 혈압을 15~30분 간격으로 24시간 자동적으로 기록한다. 다음날 의료기관에 혈압계를 반납하면 그 다음 날 수치와 그래프 등을 기록한 측정 결과를 받을 수 있다.

5

합병증에 대한 궁금증 8가지

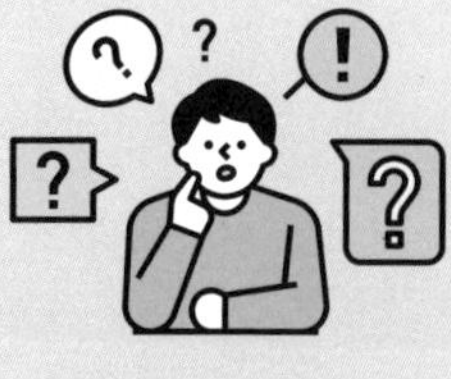

Q 44 고혈압의 어떤 점이 그렇게 문제인가요?

건강진단 등에서 고혈압이라는 결과를 받았지만 자각증상이 없어서 '뭐가 문제인지 잘 모르겠다'는 사람도 적지 않습니다. 하지만 고혈압은 '건강'이라는 집이 기초부터 좀먹어가는 상태라고 하겠습니다.

고혈압의 첫 번째 문제는 동맥경화를 초래한다는 점입니다.

혈압이 높은 상태가 계속되면 혈관벽은 늘 강한 압력을 견뎌야 하기 때문에 결국 벽의 내측(내막)이 손상되는데 손상 부위로 혈액 속의 나쁜 콜레스테롤이 침투합니다. 혈액 속에서 이물질과 싸우는 대식세포(백혈구의 일종)는 콜레스테롤을 잡아먹어 처리하려고 하지만 양이 너무 많으면 잘 대응하지 못하여 콜레스테롤과 함께 혈관 내막에 쌓이게 됩니다. 또한 그 부분에 혈소판까지 들러붙게 되어서 혈관이 점점 좁아지고 혈관의 벽은 두껍고 딱딱해집니다. 이러한 일이 동맥에서 일어나는 것이 동맥경화입니다.

혈관벽이 두껍고 딱딱해졌다고 해서 쇠로 된 관처럼 튼튼해진다는 의미는 아닙니다. 동맥경화를 일으킨 혈관은 낡은 고무호스가 탄력을 잃고 굳은 상태와 비슷합니다. 별것 아닌 일에 상해서 찢어질지도 모릅니다.

동맥경화도 자각증상은 전혀 없이 더 심한 고혈압을 초래합니다. 동맥경화로 좁아진 혈관에서는 혈류가 나빠지기 때문에 심장은 강한 힘으로 혈액을 보내려고 합니다. 그러면 혈관에 가해지는 압력이 더욱 높아지고 고혈압이 악화됩니다. 치료하지 않고 있으면 고혈압이 동맥경화를 부르고 동맥경화가 다시 고혈압을 초래하는 악순환에 빠집니다.

동맥경화의 영향은 뇌, 심장, 신장, 다리, 눈 등 전신에 미칩니다. 뇌졸중이나 심근경색의 발작으로 생명을 잃거나 살아나도 후유증이 남습니다. 고혈압을 방치하면 겪게 되는 무서운 일입니다. 동맥경화는 혈관의 노화이므로 나이와 함께 진행되는 것이 보통입니다. 하지만 고혈압을 치료하지 않고 방치하면 혈관은 실제 나이보다 빠른 속도로 노화됩니다. 머리카락이 하얗게 세거나 피부의 탄력이 없어지는 노화는 눈에 보여 누구라도 신경을 쓰지만, 고혈압이나 동맥경화는 눈에 보이지 않아서 방심하기 쉽습니다. 하지만 '혈압이 높다'는 것은 혈관의 노화가 조용히 진행된다는 의미입니다.

혈관의 젊음을 유지하려면 고혈압 치료를 빼놓아서는 안 됩니다. 지금 고혈압 상태라면 당장 오늘부터 혈압을 낮추기 위해 적극적으로 노력해야 합니다. • 시마다 가즈유키

45 고혈압인 사람이 합병증이 의심되어 구급차를 불러야 할 증상이 있나요?

고혈압인 사람에게 극심한 두통이나 구토감, 두근거림, 가슴의 격통 등 급성 증상이 일어났다면 고혈압 긴급증(악성 고혈압)일 가능성이 있습니다. 이는 혈압이 급상승(200mmHg 이상의 매우 높은 혈압이 되기도 한다.)하여 그대로 떨어지지 않는 것인데, 심각한 합병증으로 직결될 수 있습니다. 다음과 같은 위험신호가 나타나면 즉시 구급차를 불러야 합니다.

1 심장, 폐의 증상

심부전(심장이 충분히 움직이지 않는 상태) 또는 심부전으로 폐기능이 악화되어 폐수종(폐에 물이 찬 상태)이 오면 호흡곤란이나 숨이 찬 증상, 두근거림, 부기, 피로감, 오한 등이 나타납니다.

2 혈관의 증상

대동맥의 혈관벽이 찢어지는 대동맥해리나 대동맥류 파열이 일어나는 일이 있습니다(Q48 참조). 혈관이 찢어지거나 파열된 위치에 따라서 가슴, 등, 배에 격통이 일어나거나 호흡곤란에 빠지기도 합니다. 대동맥에서 출혈이 발생해서 뇌로 가는 혈류가 줄어들면 혼수상태에 빠집니다.

3 뇌의 증상

뇌의 혈관이 찢어지면 뇌출혈, 혈관이 막히면 뇌경색이 되기도 합니다. 극심한 두통, 메스꺼움, 구토, 경련, 의식장애(몽롱하여 주위의 자극에 반응하지 못하는 상태), 심한 코골이, 손발이나 하반신 저림, 마비, 똑바로 걷지 못하거나 혀가 돌아가지 않는 등의 증상이 나타납니다.

4 신장의 증상

신부전(신장이 충분히 작용하지 않는 상태)이 되면 소변량이 줄어들거나 전혀 나오지 않는 문제 외에 온몸에 심한 부기가 나타나고 중증이 되면 두통이나 구역질과 구토, 의식장애 등이 나타나는 요독증을 일으킬 수 있습니다. • 시마다 가즈유키

뇌경색의 위험신호 'FAST'

뇌경색의 전조로서 생명의 위기가 닥쳐온다는 사인.
한시라도 빨리 검사를 받으라는 경고의 의미로 FAST.

F — Face 얼굴

- 웃으면 얼굴 한쪽이 일그러진다.
- 얼굴 근육이 좌우 대칭으로 움직이지 않는다.
- 입이 다물어지지 않는다.
- 한쪽 눈의 시계가 부족하거나 보이지 않는다.
- 좌우 눈이 제각각 움직인다.

A — Arm 팔

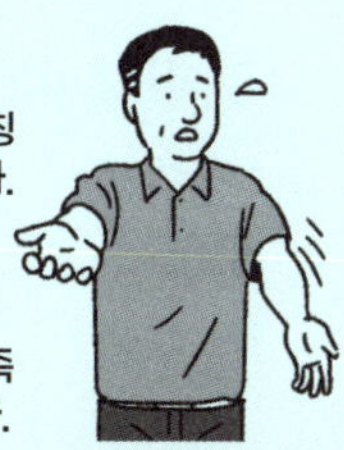

- 양팔을 앞으로 내밀면 한쪽 팔만 내려간다.

S — Speach 말하는 능력

- 혀가 잘 돌아가지 않는다.
- 짧은 단어도 제대로 말하지 못한다.
- 대화 중 말의 의미를 잘 모른다.
- 말이 정리되지 않고 의미가 통하지 않는다.

T — Time 즉시 병원으로

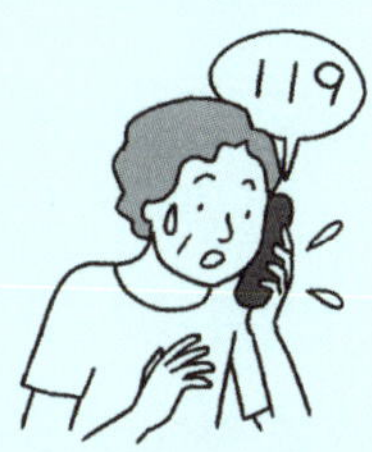

- 증상이 나타난 시간을 확인하고 즉시 구급차를 부른다.

Q 46 어떤 증상이 나타나면 합병증을 의심하고 빨리 병원에 가야 할까요?

고혈압인 사람에게 다음과 같은 위험신호가 나타난다면 고혈압으로 인해 심각한 합병증이 나타나는 전조일 가능성이 있습니다. '구급차를 부를 정도는 아니니까 좀 두고 보자'고 생각하다 시기를 놓치면 증상이 더 진행되어버릴 수도 있습니다. 이럴 때는 서둘러 진찰을 받아야 합니다.

1 혈전이 생겼을 때의 증상

고혈압으로 동맥경화가 진행되면 혈전이 생기기 쉽고, 혈전이 심장으로 가는 혈관을 막으면 가슴에 불편감이나 통증을 느끼게 됩니다. 빠른 걸음으로 걸었을 때 가슴이 아프다, 이른 아침이나 추운 날 가슴이 아프다, 어쩐지 가슴속이 불편하다 등의 증상은 혈전이 생겼다는 신호입니다. 막힌 혈전이 흘러서 뇌의 혈관을 막아버리기도 합니다.

2 부정맥(심방세동) 증상

심장 박동이 불규칙적으로 느껴진다면 심방세동을 의심할 수 있습니다. 통상적으로 심장은 1분에 60~100회씩 규칙적으로 확장과 수축을 반복합니다. 심장에서 불규칙적인 전기신호가 나와 이 리듬이 흐트러지는 것이 부정맥입니다. 심방세동은 맥이 빨라지는 유형의 부정맥으로 1분에 400회 이상의 속도로 진동하듯 박동합니다. 심방세동이 일어나면 심방에 남은 혈액이 정체되어 혈전이 생기기 쉽고, 이것이 뇌에 다다르면 뇌경색을 일으킵니다. 심방세동으로 인한 뇌경색은 중증화되기 쉬워 생명을 잃거나 후유증이 남을 위험성이 높다고 여겨집니다.

3 폐색성 동맥경화증 증상

걸을 때 한쪽 다리가 저리거나 아파져서 걷지 않게 되거나 한참 서 있거나 앉아서 쉬고 나서야 다시 걸을 수 있게 되는 증상을 '간헐성파행증'이라고 합니다. 이는 요부척추관협착증(척추뼈의 신경이 압박되는 병)으로 일어나기도 하지만, 동맥경화로 인해 혈류가 악화되어 일어나는 폐색성 동맥경화증이 원인인 경우 한쪽 다리에 증상이 나타나는 경우가 많다는 특징이 있습니다.

4 대동맥류의 증상

흉부의 대동맥에 대동맥류(Q48 참조)가 생겨서 주위의 신경을 압박하면 목 근육이 움직이기 어려워지고 쉰소리가 나거나 음식을 삼키기 힘들어지는(연하장애) 등의 증상이 나타납니다.

5 미소뇌경색(무증후성 뇌혈관장애. Q42 참조)의 증상

갑자기 팔다리가 저리다가 어느새 낫기도 하는 증상이 있다면 뇌의 모세혈관에서 작은 뇌경색이 일어났을지도 모릅니다. 혈압을 정상으로 조절하고 있더라도 갑자기 큰 발작을 일으킬 가능성도 있는 위험한 조짐입니다. • 시마다 가즈유키

Q 47 고혈압의 합병증은 뇌졸중과 심근경색 정도겠지요?

고혈압을 방치하면 혈관에 손상을 입혀 혈관과 관련된 여러 질병을 초래합니다. 합병증은 다음과 같이 여러 종류가 있습니다.

1 뇌의 질병

- **뇌졸중(뇌출혈·뇌경색·일과성뇌허혈발작·거미막하출혈)**
- **뇌혈관성 치매** … 뇌출혈이나 뇌경색으로 인해 뇌 세포가 손상되어 기억장애나 인지기능장애(언어·동작·계산·학습·판단력 등의 장애)를 일으키는 병

2 눈의 질병

망막의 모세혈관 동맥경화로 인해 고혈압성 망막증을 일으켜 안저 출혈, 시력 저하 등이 일어나고, 혈류가 악화되어 녹내장이 생길 리스크도 높습니다.

3 심장의 질병

심근경색, 협심증, 심장판막증, 심방세동, 심부전 등이 있습니다.

4 혈관의 질병

- **대동맥류(흉부, 복부), 해리성대동맥류** … 대동맥이나 복부동맥 혈관벽의 약해진 부분이 팽창해 파열되거나 혈관벽 층이 찢겨 출혈이 발생하는 질병
- **말초동맥질환(폐색성 동맥경화증)** … 뇌와 심장 이외의 혈관, 특히 팔다리 혈관의 동맥경화에 의한 혈류 악화로 간헐성파행증(한 번에 오래 걷지 못한다) 등이 일어납니다.

5 신장의 질병

신장의 혈관에 동맥경화가 일어나 신장기능이 저하된 것이 신경화증인데, 신장기능이 60퍼센트 미만으로 저하되면 만성신장병(CKD)이 되고, 신장기능이 현저히 저하되어 신부전이 되면 인공투석이나 신장이식이 필요해집니다.

6 당뇨병

당뇨환자의 40~60퍼센트는 고혈압도 있어서 상호 관련이 있습니다.

7 기타

칼슘을 소변 속으로 배출하는 작용이 강해지면 동시에 혈액에서 뼈로 흡수하는 영양분이 줄어들기 때문에 골다공증의 원인이 됩니다. 동맥경화를 일으킨 모세혈관이 사멸하여 감소하면 피부 탄력을 잃는 등 노화가 진행됩니다.

• 이치하라 아쓰히로

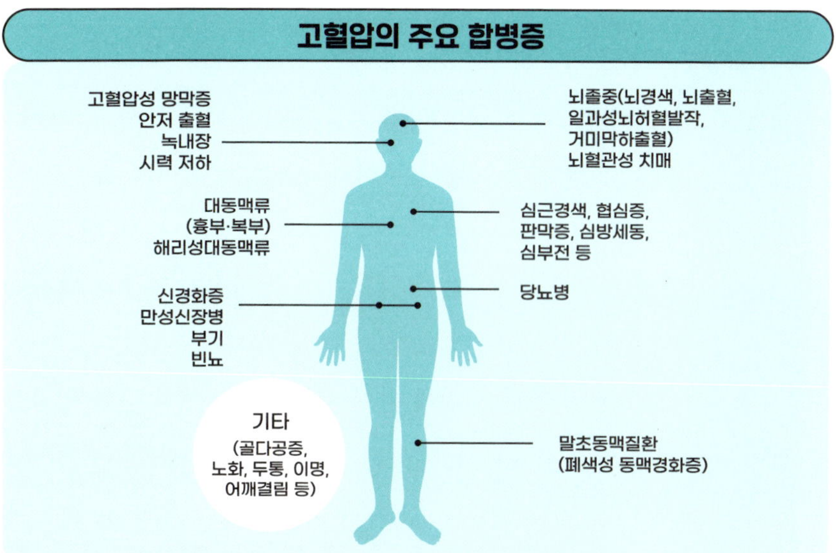

Q 48 고혈압인 사람에게 많은 '해리성대동맥류'는 어떤 병인가요?

대동맥의 혈관벽은 내막·중막·외막의 3층 구조로 되어 있어서 본래는 심장에서 보내오는 혈액의 강한 혈압에 견디기에 충분한 탄력성과 강인함을 가지고 있습니다. 그렇지만 어떤 원인으로 대동맥의 내막에 틈이 생기고 그곳을 통해 혈관벽 내부로 혈액이 흘러들어가 본래 혈액이 흐르는 길과는 다른 길이 생기는 일이 있습니다. 이렇게 찢긴 틈이 생긴 상태를 대동맥해리라고 하며, 찢긴 틈새로 혈액이 중막에 흘러들어서 생긴 혹처럼 부푼 상태를 '해리성대동맥류'라고 합니다.

사실 대동맥해리가 왜 생기는지는 확실한 원인이 불분명합니다. 다만 고혈압인 사람에게 많이 나타나기 때문에 동맥경화로 혈관이 약해진 것과 관련이 있다고 보고 있습니다.

대동맥에 혹이 생겨도 처음에는 증상이 없고 건강진단 등에서 우연히 발견되는 경우가 대부분입니다. 하지만 혹이 커져서 주위의 신경이나 조직, 장기를 압박하면 기침이 나거나 목소리가 쉬거나 음식을 삼키기 어려운 연하장애 등이 생기기도 합니다. 또 대동맥이 팽창하면 심장이 대동맥에 혈액을 보내는 부분의 밸브가 벌어져 제대로 닫히지 않게 되어 대동맥판막 폐쇄부전증이라는 질병이 되기도 합니다.

혹의 외측에는 외막 한 장밖에 없기 때문에 대동맥의 강한 혈압을 받아 파열되는 일이 있습니다. 파열되기 직전에는 혹이 생긴 위치에 따라 가슴이나 등, 배에 통증을 느끼거나 구토감을 느끼는 증상이 나타납니다. 찢어져서 출혈이 있으면 격통을 느끼고 호흡곤란에 빠지기 도 합니다. 쇼크로 돌연사하는 위험성도 있습니다. 또, 심장을 감싸는 막 속으로 혈액이 흘러들어 그 압력으로 심장이 움직이지 않게 되는 심장눌림증을 일으키기도 합니다. • 이치하라 아쓰히로

해리성대동맥류

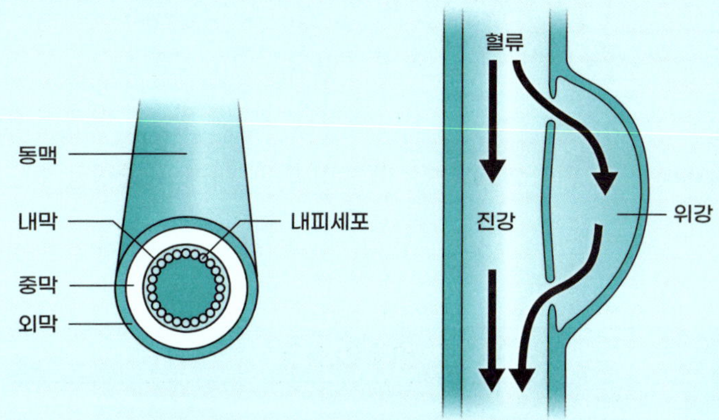

해리성대동맥류는 대동맥의 내막이 찢겨 찢긴 틈으로 혈액이 중막에 흘러들어가고 중막이 팽창한다. 혹(위강) 바깥쪽으로는 외막뿐이어서 압력에 약하고 파열된 경우에는 생명이 위험한 사태에 이른다.

Q 49 고혈압을 내버려두면 어떤 문제가 나타나나요?

고혈압은 자각증상이 없기 때문에 방치되기 쉽지만 고혈압의 영향은 온몸 구석구석에 미칩니다. 고혈압이라고 진단받으면 이미 심뇌혈관질환 등의 리스크가 높아졌다는 것을 자각하고 매일 생활습관을 바로잡고 혈압 조절을 시작하는 것이 중요합니다.

고혈압을 방치하는 것은 매우 위험한 일이지만 그 위험성을 쉽게 잊어버립니다. 고혈압의 영향을 받는 범위와 미래의 합병증 리스크는 다음 표와 같습니다(합병증에 대한 자세한 설명은 Q47 참조).

고혈압 리스크

- **뼈** ··· 동맥경화
- **뇌** ··· 거미막하출혈
- **심장** ··· 급성심근경색
- **눈** ··· 뇌경색
- **신장** ··· 골다공증

예를 들어 고혈압이 되면 칼슘을 소변 속에 배출하는 작용이 강해지는 동시에 혈액으로부터 뼈로 흡수하는 영양분이 줄어들어 골다공증의 리스크가 높아집니다. 고혈압을 3년 이상 방치하면 골절 위험이

1.2배 가까이 높아진다고 합니다.

고혈압이 되면 혈전이 생기기 쉽기 때문에 진료실혈압으로 최고혈압 140mmHg 이상인 사람은 뇌졸중 리스크가 3.3배 높아집니다. 최고혈압이 180mmHg 이상인 III도 고혈압이 되면 그 리스크는 8.5배나 됩니다. 심근경색 리스크 역시 높아지는데 고혈압인 사람이 발병할 리스크는 정상혈압인 사람의 2배 이상으로, 동시에 비만이기도 하면 8배가 됩니다.

눈에는 매우 가느다란 모세혈관이 많이 있기 때문에 고혈압으로 인해 동맥경화가 진행되면 혈류가 악화됩니다. 그러면 녹내장을 일으키기 쉬워집니다. 녹내장은 시야가 좁아지거나 최악의 경우에는 실명하는 무서운 질병입니다. 그 리스크는 정상혈압인 사람의 10.5배에 달합니다.

신장에서 노폐물을 여과하는 작용을 담당하는 사구체라는 기관은 모세혈관 덩어리입니다. 고혈압에 의한 동맥경화로 모세혈관의 혈류가 악화되면 신장의 작용이 저하됩니다. 신장기능이 저하되면 체내의 염분이 충분히 배출되지 못하거나 혈압을 조절하는 효소나 호르몬 분비가 줄어들면서 점점 고혈압이 되는 악순환에 빠질 위험성도 있습니다. 고혈압인 사람이 신부전(신장의 기능이 악화되거나 그 이상은 회복 가능성이 보이지 않는 상태)에 빠질 리스크는 정상혈압인 사람의 1.9배입니다.

• 이치하라 아쓰히로

Q 50 고혈압뿐 아니라 '심비대증'이라고 진단받았습니다. 어떤 병인가요?

고혈압으로 인한 동맥경화가 오래 지속되면 온몸에 혈액을 보내는 심장은 더 강한 힘으로 수축을 되풀이하게 됩니다. 심장은 근육의 덩어리인데 팔의 근육처럼 근력 트레이닝으로 근세포를 늘릴 수 없습니다. 그래도 강한 힘을 내야만 하기 때문에 근세포를 크게 하여 세포와 세포 사이에 있는 섬유조직을 늘립니다. 그 결과 심장(주로 좌심실) 벽이 두꺼워지고 심비대가 됩니다. 24시간 쉬지 않고 심장이 무리하는 상태가 되니 점차 심근의 세포가 손상되어 경련을 일으키게 됩니다. 또한 심방 내에 혈액이 정체되고 혈전이 생기기 쉬운 상태가 됩니다. 이렇게 되면 혈전이 뇌의 혈관으로 가서 막히게 되는 뇌경색 발병률은 5배가 됩니다.

동시에 심장에 산소와 영양을 공급하는 관동맥이나 모세혈관에도 동맥경화가 일어나고 심장으로 보내기 위한 혈액량이 부족해집니다. 운동을 조금만 해도 허혈(심근에 필요한 산소가 도달하지 않는 상태)에 빠지기 쉬워집니다. 협심증, 심근경색, 심부전 등 허혈성 심장질환으로 돌연사에 이르기도 하는데 그 리스크는 두 배나 됩니다.

• 이치하라 아쓰히로

Q 51 합병증을 조사하는 검사에서는 어떤 걸 하는지요?

고혈압이 계속되면 혈관이 손상되어 뇌와 눈, 심장, 혈관, 신장에 합병증이 일어납니다. 두통이나 시력장애, 두근거림, 부기, 단백뇨, 혈뇨 같은 증상에 따라 각종 검사를 실행합니다(표 참조). 주요 검사로는 다음과 같은 것이 있습니다.

1 뇌 · 눈의 검사

영상진단(두부 CT, MRI. 기기를 이용하여 두부의 단층영상을 본다), 안저 검사(기기를 이용하여 망막의 혈관 상태를 본다), 문진이나 간단한 테스트로 인지기능이나 우울 상태를 조사하는 검사 등이 있습니다.

영상진단에서는 무증후성 뇌혈관장애(Q42 참조) 등을 발견할 수 있습니다. 안저 검사로는 망막의 가느다란 혈관을 직접 볼 수 있는데 여기에 장애가 있으면 뇌의 혈관도 손상을 입었을 가능성이 있습니다. 고령의 고혈압 환자는 인지기능이나 우울 상태를 조사하는 것도 중요합니다.

2 심장 · 혈관 검사

심전도, 초음파 검사(에코 검사, 초음파로 심장의 상태를 본다), 발목상완지수(ABI, 발목과 상완의 혈압비를 비교하여 혈관이 막힌 정도를 조사한다), 경동맥초음파(에코로 목의 동맥이 막힌 정도를 본다), 맥파전달속도

검사(baPWV, 심장에서 몸의 각 부위로 혈액이 전달되는 속도를 측정한다), 심장-발목 혈관지수(CAVI, 동맥이 경직된 정도나 막힌 정도를 조사한다) 등이 있습니다.

3 신장의 검사

혈액검사(혈청크레아티닌), 소변 검사(단백뇨, 침전물 이상 등)로 신장의 상태를 알아봅니다. • 가리오 가즈오미

고혈압 환자의 합병증을 조사하는 검사

	합병증	증상	검사
뇌·눈	· 뇌졸중(뇌경색, 뇌출혈, 일과성뇌허혈발작[TIA]) · 대뇌백질병변(뇌의 혈액 흐름이 악화됨) · 인지기능장애	· 근력 저하 · 현기증 · 두통 · 시력 장애 · 건망증	· 인지기능 검사 · 우울 상태 평가시험 · 안저 검사 · 영상진단(두부CT, MRI)
심장	· 심장판막증 · 협심증 · 심근경색 · 심방세동 · 심부전 · 좌실비대	· 호흡 곤란(동작할 때, 야간의 발작) · 체중 증가 · 발의 부기 · 두근거림 · 흉통	· 심전도 · 심장초음파 검사(에코 검사)
혈관	· 말초동맥질환 · 복부동맥류	· 간결성 파행(한번에 오래 걷지 못함) · 발이 시림	· 발목상완지수(ABI) · 경동맥초음파 · 맥파전달속도 검사(baPWV) · 심장-발목 혈관지수(CAVI)
신장	· 만성신장병 · 신경화증	· 다뇨, 야간빈뇨, 혈뇨, 단백뇨 · 부기, 체중 증가	· 혈액검사(혈청 크레아티닌) · 소변 검사(단백뇨, 침전물 이상 등)

* 출처: 일본고혈압학회, 《고혈압 치료 가이드라인 2019》

6

치료에 대한 궁금증 11가지

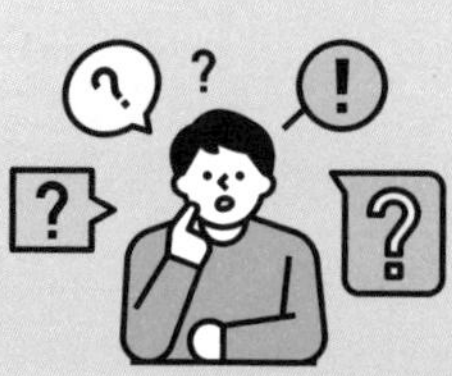

52 고혈압 치료에는 주로 무얼 하나요?

고혈압 치료는 혈압을 정상치(목표혈압)까지 내림으로써 심뇌혈관 질환 등 합병증 발생을 예방하거나 진행과 재발을 방지하는 것을 목적으로 합니다. 구체적으로는 비약물요법(생활습관 바로잡기)과 약물요법으로 혈압을 조절합니다.

목표혈압

	진료실혈압	가정혈압
75세 미만	**130/80** mmHg 미만	**125/75** mmHg 미만
75세 이상	**140/90** mmHg 미만	**135/85** mmHg 미만

* 출처: 일본고혈압학회, 《고혈압 치료 가이드라인 2019》

비약물요법에서는 식사(염분 제한 등), 운동, 충분한 수면 외에 알코올 제한, 금연 등 생활습관을 고쳐 고혈압을 개선합니다. 약물요법으로는 고혈압의 유형(아침·주간·야간 고혈압 등), 나이, 합병증 등에 맞추어 혈압 강하제나 이뇨제를 복용하여 혈압을 조절합니다.

치료를 효과적으로 진행하기 위해서는 첫 진료에서 정확하게 혈압을 파악하는 것이 중요합니다. 진료실혈압만이 아니라 가정혈압도 측정하여 고혈압 단계를 파악합니다. 혈압 측정치뿐 아니라 다른 질병이 원인이 되어 고혈압이 되지 않았는지(질병이 원인인 2차성 고혈압이라면 그 질병 치료를 우선한다.) 조사하여 고혈압 이외의 위험인자(연령, 성별, 콜레스테롤 수치, 중성지방 수치, 신장기능, 흡연 습관과 음주량, 비만, 지금까지 걸렸던 질병 등)를 고려하여 고혈압 관리계획을 세웁니다.

명백한 고혈압이고 고혈압 이외의 위험인자가 있다면 처음부터 혈압 강하제를 사용하지만 그 외의 경우에는 우선 관리계획에 기초하여 식사나 운동 등 비약물요법을 실시합니다. 다시 한 달 내지 몇 달이 지난 후에 검진하여 고혈압이 개선되었는지 재평가합니다. 혈압이 충분히 떨어지지 않았다면 관리계획을 수정하여 비약물요법을 강화하거나 약물요법을 검토하기도 합니다. • 가리오 가즈오미

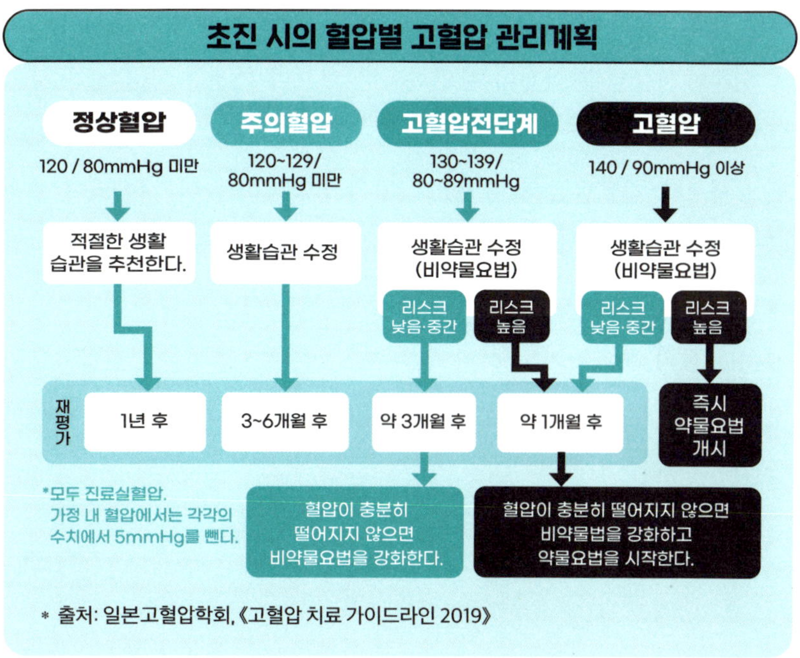

Q 53 120/80mmHg을 초과하는 '주의혈압'은 어떻게 혈압을 관리하나요?

진료실혈압이 120/80mmHg을 넘는 주의혈압은 '고혈압은 아니지만 주의가 필요하다'는 의미의 노란불이 들어온 단계로, 이른바 고혈압예비군입니다. 그러니 방치해도 좋은 상황은 아닙니다. 혈압이 120/80mmHg을 넘으면 심뇌혈관질환이나 만성신장병 등에 걸릴 리스크가 높아진다는 것이 밝혀졌습니다. 주의혈압일 때 생활습관을 바로잡고 혈압을 정상범위 내로 관리할 수 있다면 이런 리스크가 낮아져 훗날 고혈압으로 약물요법이 필요해지는 상황을 피할 수 있습니다.

일본에서는 건강검진이 보편화되어 있으며 가정용 혈압계가 보급되어 있어서 혈압은 쉽게 체크할 수 있습니다. 그리고 고혈압이 되어도 보험으로 진료를 받을 수 있고, 좋은 혈압약이 많이 개발되어 있습니다. 그러나 정작 자신이 고혈압이라는 사실을 알면서도 방치하는 사람이 많습니다. 이런 모순된 상황을 '고혈압 패러독스'라고 하며, 고혈압 치료상의 문제이기도 하니 안타까운 노릇입니다. 주의혈압이라는 경고를 무시하지 말고 빠른 시일 내에 생활습관을 개선하려 노력해야 합니다. • 가리오 가즈오미

Q 54 130/80mmHg을 초과하는 '고혈압전단계'는 치료가 필요하지 않나요?

고혈압전단계는 주의혈압에서 한 단계 진행된 고혈압예비군입니다. 즉각 약물요법을 실시하는 단계는 아니지만, 식사나 운동 등 생활습관을 개선하는 것부터 혈압 치료를 시작할 필요가 있습니다.

생활습관을 고쳐나가기 시작한 후의 혈압관리 계획은 고혈압 이외의 심뇌혈관질환 리스크 유무에 따라 달라집니다. 심뇌혈관질환 리스크를 높이는 위험인자로는 나이(65세 이상), 성별(남성), 흡연 습관, 당뇨병, 지질이상증, 심뇌혈관질환에 걸린 적이 있는지 여부, 만성신장병, 비만 등이 있습니다(Q35 참조). 이런 인자를 얼마나 가졌는지에 따라 리스크 정도가 정해지고, 낮은 리스크와 중간 리스크인 사람은 초진 이후 대략 3개월 뒤에, 높은 리스크인 사람은 1개월에 한 번씩 진찰을 받고 혈압이 개선된 상황을 봅니다.

낮거나 중간 리스크인 사람이 생활습관을 수정했는데 혈압이 충분히 낮아지지 않는다면 염분을 더 제한하는 등 생활습관 개선 기준을 강화합니다. 높은 리스크인 사람이 생활습관을 개선해도 혈압이 충분히 떨어지지 않는다면 좀더 엄격하게 생활습관을 수정해나갈 뿐 아니라 약물요법도 시작하게 됩니다. • 가리오 가즈오미

Q 55 140/90mmHg 이상의 '고혈압'에서는 어떤 치료가 시작되나요?

진료실혈압이 140/90mmHg을 넘은 고혈압의 경우 심뇌혈관질환 리스크를 높이는 위험인자가 있느냐 없느냐에에 따라 치료 방침이 달라집니다(Q35 참조). 심뇌혈관질환 리스크를 높이는 위험인자는 연령, 성별, 흡연 습관, 당뇨병, 지질이상증, 심뇌혈관질환에 걸린 적 있는지 여부, 만성신장병, 비만 등입니다.

위험인자가 없다면 낮은 리스크로 판단합니다. 그러나 65세 이상, 남성, 지질이상증, 흡연 중 하나라도 있다면 중간 리스크로 판단하며, 일단 생활습관 개선부터 시작해보고 1개월 정도 지나 다시 검사하여 효과를 확인합니다. 혈압이 충분히 내려갔다면 그대로 생활습관을 유지하지만 효과가 없다면 생활습관 개선 방침을 강화하고 그와 병행하여 약물요법도 시작하게 됩니다.

고혈압이면서 65세 이상, 남성, 지질이상증, 흡연 중 세 가지 이상에 해당하는 사람 혹은 지금까지 심뇌혈관질환에 걸린 적이 있는 사람, 비판막증성 심방세동(부정맥)이 있는 사람, 당뇨병이나 단백뇨가 나오는 만성신장병인 사람은 높은 리스크에 해당하므로 처음부터 생활습관 개선과 약물요법을 병행합니다. • 가리오 가즈오미

Q 56 고혈압으로 진단되면 즉시 약을 먹게 되나요?

비정상적으로 혈압이 높거나 심뇌혈관질환 리스크가 큰 사람은 고혈압 진단과 동시에 약물요법을 시작하기도 하지만(Q52 참조), 대부분은 생활습관을 개선해보고 그래도 효과가 나타나지 않는 경우 혈압 강하제를 먹는 순서로 치료합니다. 고혈압 치료의 목표는 단순히 혈압을 낮추는 것만이 아니라 고혈압을 초래하는 생활을 교정하고 심뇌혈관질환 등 생명에 위협이 되는 병을 막는 것입니다.

생활습관 개선의 주요 내용은 우선 염분을 줄이는 것입니다. 염분은 혈압을 상승시키는 큰 원인입니다. 일본인은 하루 평균 10g 이상의 식염을 섭취한다고 하는데 이것을 하루 6g으로 줄여야 합니다. 2분의 1 가까이 줄이다니 너무 엄격하다고 느낄지도 모릅니다. 하지만 처음에는 8g으로 시작해 단계적으로 익숙해지도록 줄여가는 방식이라면 충분히 실현할 수 있습니다. 동시에 운동 습관을 들이고, 고혈압의 원인이 되는 스트레스를 해소하며, 비만 치료 및 예방을 위해 노력해야 합니다. 생활습관 개선만으로 혈압을 조절할 수 있다면 약물요법은 필요 없습니다. • 구와지마 이와오

Q 57 혈압을 조금 내린다고 무슨 차이가 있을까요?

혈압은 조금 움직이는 것만으로도 크게 오르내리고, 아침 혈압과 밤의 측정값도 다릅니다. 그렇다고 해서 '혈압을 2, 3mmHg 내린다고 얼마나 영향이 있겠느냐'고 생각한다면 오산입니다.

최고혈압의 평균값이 2mmHg 낮아지면 심근경색으로 인한 사망률이 7퍼센트 떨어진다는 연구 결과도 있습니다. 마찬가지로 고작 2mmHg의 변화로 뇌졸중 사망률은 10퍼센트나 낮아집니다. 이것은 최고혈압의 평균치를 본 것이고, 시시각각 변화하는 혈압의 오르내림은 아닙니다. 고혈압 치료에서는 전체를 얼마나 내리는지가 중요한 것입니다.

사망 리스크도 무섭지만, 심근경색이나 뇌졸중 등의 심뇌혈관질환 발작이 일어나면 다행이 목숨을 구한다 해도 마비나 저림증상이 남거나 뇌에 손상을 입어서 고차뇌기능장애(기억장애나 인지장애가 일어난다)가 되거나 부정맥이나 두근거림, 숨이 차는 등 후유증이 남기도 합니다. 그러니 조금이라도 혈압을 낮추도록 노력하는 것이 중요합니다.

• 이치하라 아쓰히로

58 고혈압을 오랫동안 방치했는데 저는 이미 늦은 게 아닐까요?

고혈압이라고 인지하면서 오랫동안 방치한 경우, 처음보다 훨씬 혈압이 높아져서 동맥경화가 진행되고 심각한 질병의 리스크도 높아졌을지도 모릅니다. 하지만 어느 시점에서도 '늦었다'고는 할 수 없습니다. 당장 혈압을 낮추는 치료를 시작해야 합니다.

고혈압인 걸 알면서도 혈압을 낮추려 노력하지 않는 이유가 뭘까요? 혈압을 낮추려면 '염분을 줄이세요', '운동을 하세요'라고 아무리 권고해도 지금껏 자신이 해온 생활습관을 바꾸기가 쉽지 않기 때문입니다. 또 정해진 시간에 약을 먹는 것도 제약이 늘어난다는 느낌에 달갑지 않을지 모릅니다.

하지만 혈압은 작은 변화 하나로도 낮아집니다. 평소 사용하던 간장통을 한 방울씩 나오는 용기로 바꾸는 것만으로도 식염 섭취량을 대폭 줄일 수 있습니다. 만보계로 매일 걸음 수를 재는 것만으로 조금 더 걸어보겠다는 마음이 들기도 합니다. 의사에게 진료를 받고 가능한 부분부터 생활습관을 고쳐가는 일에 너무 늦은 때란 없습니다. 오늘부터 바로 시작하십시오. • 이치하라 아쓰히로

Q 59 고혈압인 사람의 혈압 강하 목표치를 알려주세요

목표혈압은 수많은 조사 연구를 통해 '이 수치까지 혈압을 내리면 심뇌혈관질환에 걸리거나 그 질병이 원인이 되어 사망할 위험성을 줄일 수 있다'는 것을 확인하여 정해진 수치입니다.

일본고혈압학회의 《고혈압 치료 가이드라인》 최신판(2019년)에 따르면, 75세 미만인 성인의 목표혈압은 가정혈압 기준 125/75mmHg 미만이고, 75세 이상의 고령자는 75세 미만과 큰 차이가 없는 목표가 정해져 있습니다. 과거에는 나이를 먹으면 혈관이 노화되어 유연성을 잃기 때문에 혈압이 상승하는 것은 자연의 섭리이고, 혈압이 높은 편이 오히려 혈류가 좋아진다고 생각했습니다. 하지만 수많은 연구 데이터를 비교 연구한 결과, 고령자라도 혈압이 낮은 편이 질병 예방에 효과가 있다는 점을 확인했기 때문에 이런 목표치가 정해진 것입니다.

다만 고령자는 약을 복용했을 때 혈압이 너무 많이 내려갈 수도 있다는 점과 다른 질병 때문에 복용하는 약이 영향을 미칠 수도 있다는 점을 고려해 경과를 주의 깊게 관찰하면서 목표를 달성해야 합니다.

• 이치하라 아쓰히로

연령과 병태별 혈압 목표

가정혈압

75세 미만

최고혈압 125 mmHg
최저혈압 75 mmHg
미만

뇌동맥에 협착·폐색이 있는 뇌혈관장애, 요단백이 음성인 만성신장병의 경우

최고혈압 135 mmHg
최저혈압 85 mmHg
미만

75세 이상

최고혈압 135 mmHg
최저혈압 85 mmHg
미만

뇌동맥에 협착·폐색이 없는 뇌혈관장애, 관동맥질환, 요단백이 양성인 만성신장병, 당뇨병, 항혈전약을 복용 중인 경우*

최고혈압 125 mmHg
최저혈압 75 mmHg
미만

진료실혈압

75세 미만

최고혈압 130 mmHg
최저혈압 80 mmHg
미만

뇌동맥에 협착·폐색이 있는 뇌혈관장애, 요단백이 음성인 만성신장병의 경우

최고혈압 140 mmHg
최저혈압 90 mmHg
미만

75세 이상

최고혈압 140 mmHg
최저혈압 90 mmHg
미만

뇌동맥에 협착·폐색이 없는 뇌혈관장애, 관동맥질환, 요단백이 양성인 만성신장병, 당뇨병, 항혈전약을 복용 중인 경우*

최고혈압 130 mmHg
최저혈압 80 mmHg
미만

*단, 혈압약의 부작용을 환자가 견딜 수 있다고 판단되는 경우에 해당됨.

* 출처: 일본고혈압학회, 《고혈압 치료 가이드라인 2019》

60 주치의를 신뢰할 수 없어요. 어떤 의사에게 진료를 받아야 할까요?

안타깝지만 고혈압은 흔한 질병입니다. 하지만 고혈압은 뇌나 심장, 신장, 호르몬 등 다양한 영역에 관련되기 때문에 전문지식과 다양한 분야의 의료지식이 필요한 질병입니다. 나아가 다른 질병과 마찬가지로 많은 연구 결과가 축적되어서 새로운 치료방법이 개발되고 치료의 기준과 사고방식도 빠르게 진보하고 있습니다.

생활습관을 개선하고 혈압약을 복용하는데도 좀처럼 효과가 나타나지 않아 고혈압에 관한 전문적 식견과 최신 지식을 가진 의사에게 진료받기를 원한다면 일본고혈압학회가 인정한 고혈압 전문의에게 진료받아 보기를 권합니다.

고혈압 전문의는 고혈압에 관한 전문적이고 폭넓은 연수를 받아 일반의는 치료하기 어려운 유형의 고혈압을 진단하고 치료합니다. 환자 본인도 알아채지 못한 고혈압의 원인을 규명해내고, 고혈압을 예방하고 개선하는 방법을 제대로 지도할 능력을 갖춘 의사입니다.

고혈압 전문의가 있는 병원이나 진료소의 수는 아직 적지만 일본고혈압학회의 사이트(www.jpnsh.jp)에서 찾을 수 있습니다. • 구와지마 이와오

61 치료를 계속해도 혈압이 낮아지지 않습니다. 왜 그럴까요?

생활습관을 개선하고, 이뇨제를 포함한 세 종류 이상의 약을 복용해도 혈압이 목표치까지 떨어지지 않으면 '저항성 고혈압'으로 진단합니다. 다만 다양한 이유로 겉보기에만 저항성 고혈압이 되는 경우도 있습니다.

예를 들면 병원에서 잴 때만 혈압이 올라가는 백의고혈압의 경우, 가정혈압을 측정해보면 혈압약의 효과가 나타나서 혈압이 떨어졌는데 병원에서 측정하면 혈압이 여전히 높아 효과가 나타나지 않은 것처럼 보이는 경우가 있습니다. 24시간 활동혈압측정(ABPM)으로 고혈압인 사람의 그룹을 조사한 결과 12퍼센트 정도가 저항성 고혈압이고, 그중 3분의 1 이상은 백의고혈압이었다는 연구 결과도 있습니다.

또 혈압이 바르게 측정되지 않았을 가능성도 있습니다. 커프가 작거나 커프를 감는 위치가 심장보다 낮으면 실제보다 높게 측정되는 일이 있습니다.

저항성 고혈압인지 아닌지는 의사가 진단해야 하지만 스스로 짚이는 점이 있는지 다음에 제시된 '저항성 고혈압이 의심될 때의 체크리스트'로 점검해보십시오.

• 이치하라 아쓰히로

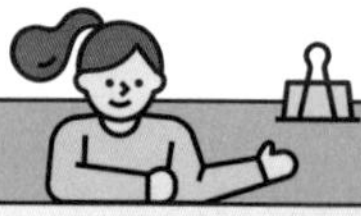

저항성 고혈압이 의심될 때의 체크리스트

혈압 측정	□ 커프가 너무 작다.
	□ 가정혈압계의 정확도가 충분하지 않다.
	□ 가정혈압의 측정 방법이 올바르지 않다 (커프를 감는 위치가 심장보다 낮다, 불안정한 상태로 측정한다, 카페인이나 흡연의 영향 등).
	□ 병원에서만 혈압이 오르는 백의고혈압이다.
약 복용	□ 처방된 약이 남았다(약 복용을 잊었다).
	□ 스스로 약을 조절하고 있다 (특정 약을 먹지 않는다, 양과 횟수를 줄인다. 등).
	□ 인지기능에 문제가 있다.
약 처방	□ 세 종류 이상의 약을 처방받고 있다.
	□ 이뇨제가 처방되지 않았다.
	□ 약효의 지속성이 충분하지 않다.
생활습관	□ 식염을 과도하게 섭취한다 (무의식적으로 사용하고 있는 조미료, 염분이 과다하게 함유된 것을 깨닫기 어려운 가공식품 등).
	□ 비만의 영향이 있다.
	□ 술을 줄이지 않았다.
	□ 정신적·육체적 스트레스가 있다.
	□ 잠을 못 이루는 등 수면에 문제가 있다.
다른 약이나 식품	□ 진통, 소염제(내복약, 바르는 약), 한약, 항우울제, 경구피임약 등
	□ 건강보조제, 건강차 등 기호품
2차성 고혈압	□ 수면무호흡증후군 등

* 출처: 일본고혈압학회, 《고혈압 치료 가이드라인 2019》

Q 62 고혈압이 좀처럼 떨어지지 않을 때 어떻게 치료할까요?

저항성 고혈압(Q61 참조)이라는 진단을 받은 경우 우선은 생활습관을 철저하게 관리합니다. Q61의 체크리스트에 있는 요인을 조사하고, 개선할 수 있는 부분은 개선해나감으로써 목표혈압을 달성할 수 있기도 합니다.

특히 염분을 과도하게 섭취하고 있는 사람이나 신장기능이 저하된 사람은 체액저류형(Q34 참조) 고혈압이 되는 경우가 많으므로 염분을 엄격하게 제한하고, 아직 이뇨제를 복용하고 있지 않다면 이뇨제를 처방받아 체내의 염분과 물의 양을 줄입니다.

동시에 작용이 다른 혈압 강하제를 추가하거나, 약의 양이나 복용 횟수를 늘리거나, 약 먹는 시간을 바꾸는 등 투약 방법을 조정합니다. 약 복용에 불안을 느끼면 복용 자체가 꺼려질 수 있으므로 약의 효과와 부작용에 대해서는 충분한 설명을 들어야 합니다.

그래도 효과가 나타나지 않는 경우에는 고혈압 전문의의 진료를 받도록 합니다. 고혈압 전문의가 진료해도 좀처럼 혈압이 떨어지지 않는 난치성 고혈압도 있는데, 많은 경우 생활습관이나 합병증 등 복수의 요인이 겹쳐져서 체내의 염분량을 줄이기 어려워지거나 동맥경화가 상당히 진행되어 있는 것 등이 원인입니다.

이밖에 최근 주목받는 난치성 고혈압의 치료법으로 '신장 신경차단술(Renal Denervation)'이라는 방법이 있습니다. 지금까지의 고혈압 치료는 생활습관 개선과 약물치료가 중심이었지만 신장 신경차단술은 수술로 고혈압을 치료하는 것입니다.

구체적으로는 발목부터 신장의 혈관까지 카테터(좁은 관)를 넣어서 혈관 주위에 있는 교감신경을 고주파로 절제하는 수술입니다.

신장에서 분비되는 레닌이라는 효소에는 혈압을 높이는 작용이 있는데, 이 수술로 신장 교감신경을 끊으면 레닌의 과잉 분비를 억제하여 혈압을 낮출 수 있습니다.

이 수술에 대해서는 현재 일본에서도 임상시험 중입니다. 최신 연구에서는 고혈압인 사람 모두에게 효과가 있는 것은 아니라는 점이 밝혀졌습니다. 어떤 사람에게 효과가 있고 어떤 사람에게는 효과가 없는지, 또 혈압 강하 효과가 오래 지속될 수 있는지, 안전성에 문제는 없는지를 확인하는 것이 이후의 과제입니다만 약물을 사용하지 않은 고혈압 치료법으로서 기대를 모으고 있습니다. • 이치하라 아쓰히로

7

혈압약에 대한 궁금증 17가지

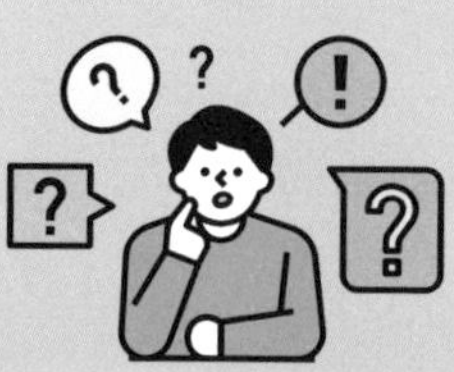

Q 63 혈압약은 평생 먹어야 한다던데 정말인가요?

그런 일은 결코 없습니다. 다음과 같은 경우에는 약의 양을 줄이거나 중지하는 것도 충분히 가능합니다.

1. 의사의 지시에 따라 약을 잘 먹고 생활습관이 개선되어 혈압이 낮게 조절된 상태가 장기간에 걸쳐 이어지는 경우
2. 계절에 따른 변동, 이를테면 겨울에는 비교적 혈압이 높지만 여름에는 떨어지는 경우, 여름에 혈압약을 줄이거나 중지할 수 있습니다.

다만, 자기 판단으로 약을 줄이거나 중단해서는 안 됩니다. 예기치 못한 증상이 나타날 위험성도 있으므로 반드시 의사의 지시에 따라야 합니다. 약을 줄이거나 중단할 때는 가정혈압을 포함한 혈압의 추이를 신중하게 관찰하면서 진행해야 합니다. 또한 중증도의 고혈압이나 심장·신장에 합병증이 있는 사람은 평생 혈압약을 먹어야만 하는 경우가 많습니다. 혈압약을 감량하거나 중단했다가 혈압 상승 또는 심각한 합병증을 초래하여 생명이 위험해질 수도 있기 때문입니다.

• 이마이 유타카

64 혈압약을 이용한 치료는 어떻게 진행되나요?

혈압약은 처음에는 소량으로 복용을 시작하고, 이후 약 1개월 동안은 가정혈압을 측정하면서 신중하게 상태를 봅니다. 혈압약을 복용하기 시작하면 가정혈압 측정 기록은 한층 중요해집니다. 약의 효과가 어느 정도 나타나는지를 보기 위해서입니다. 그리고 개인차도 있으므로 특히 고령자는 약 복용 후 혈압이 너무 많이 떨어져서 어질어질하거나 넘어지는 등의 사고가 발생할 위험성도 있으니 가정혈압을 측정하여 주의 깊게 경과를 관찰하는 것이 중요합니다.

부작용이나 이상이 없다면 2, 3개월 계속 복용한 후 의사가 진찰하여 효과를 판정합니다. 처방받은 혈압약의 효과가 인정되면 그대로 계속 복용하지만 불충분하다면 양이나 횟수를 늘리거나 약의 종류를 바꾸기도 합니다. 다시 2, 3개월 후에 효과를 확인하여 약의 양 등을 조정합니다.

이렇게 경과를 보면서 혈압약의 양이나 횟수, 종류, 조합을 조정하면 90퍼센트 이상의 사람에게는 효과가 나타납니다. 이뇨제를 포함한 혈압 강하제를 세 종류 이상 복용해도 효과가 없는 경우는 저항성 고혈압(Q7 참조)으로 진단합니다. • 가리오 가즈오미

Q 65 혈압약에는 어떤 종류가 있나요?

주요 혈압 강하제는 작용하는 방식에 따라 크게 두 가지로 나뉩니다.

1 혈관을 확장하는 약

혈압을 높이는 물질(안지오텐신)과 호르몬(레닌)을 억제하고 혈관을 넓혀서 혈압을 낮추는 약과 말초혈관 수축을 방지하는 알파 차단제가 있습니다. 전자로는 체내에서 레닌과 안지오텐신이 작용하는 시스템(레닌-안지오텐신계. Q67 참조)을 억제하는 RA계열 약과 혈액 속 칼슘 이온 작용을 억제하는 약이 있습니다.

2 혈류량을 줄이는 약

혈관을 흐르는 혈액의 양을 줄여 혈압을 낮추는 약입니다. 심장의 과잉 활동을 억제하여 심장에서 내보내는 혈액의 양을 줄이는 베타 차단제와 소변의 양을 늘려 혈류량을 줄이는 이뇨제가 있습니다. • 가리오 가즈오미

주요 혈압약의 종류

혈관을 확장한다.	RA 계열 (레닌-안지오텐신계에 작용한다.)	레닌 저해제
		ACE 저해제
		ARB
	칼슘 이온의 작용을 억제한다.	칼슘 길항제
	말초혈관의 수축을 방지한다.	알파 차단제
혈류량을 줄인다.	심장의 과잉 활동을 억제한다.	베타 차단제
	소변량을 늘린다.	이뇨제

혈관경화형 체액저류형 아침 주간 야간

Q 66 칼슘 길항제라는 혈압약은 어떤 사람에게 효과적인가요?

칼슘 길항제는 아침고혈압, 주간고혈압, 야간고혈압에 모두 효과가 있고, 개인차도 적어서 고혈압의 약물요법으로 가장 먼저 선택되는 약입니다. 혈관이 경화된 고령자에게도 잘 듣고 부작용도 적기 때문에 현재 고혈압의 약물요법에서 중심 역할을 하는 약으로 이용하고 있습니다.

체내에 있는 칼슘 이온은 혈관벽의 세포 내에 들어가면 혈관을 수축시켜 혈압을 높이는 작용이 있는데 칼슘 길항제는 칼슘 이온이 혈관벽으로 유입되는 것을 억제하여 혈관 수축을 막아 혈압 상승을 억제합니다. 혈관에 작용하기 때문에 고혈압 발증 유형별로 보면 체액저류형보다는 혈관경화형에 적합합니다(Q34 참조).

부작용으로 현기증, 두통, 졸음, 부기와 홍조, 변비 등이 나타나기도 하지만 대부분 일시적이고 단기간에 좋아집니다.

주의할 점은 자몽에 함유된 성분(푸라노쿠마린)은 칼슘 길항제의 작용을 저해하므로 고혈압 환자는 자몽 섭취를 생과일로든 주스로든 피하는 것이 좋습니다. • 가리오 가즈오미

혈관경화형 체액저류형 아침 주간 야간

Q 67 레닌 저해제, ACE 저해제, ARB는 어떤 약인가요?

레닌-안지오텐신계(그림 참조)의 각 단계에 작용하여 고혈압을 방지하는 약으로, 심장병·당뇨병·신장병 등 합병증이 있는 사람에게 적용되는 경우가 많습니다.

- **레닌 저해제** … 신장에서 분비되는 레닌이라는 호르몬의 작용을 억제합니다.
- **ACE 저해제** … ACE(안지오텐신 변환 효소)의 작용을 억제합니다. 부작용은 적지만 복용자 중 20~30퍼센트에게서 마른기침(가래가 없이 건조한 기침)이 나타나기도 합니다.
- **ARB** … 안지오텐신II가 세포에 침투하는 것을 막아 혈관의 수축을 방지합니다. • 가리오 가즈오미

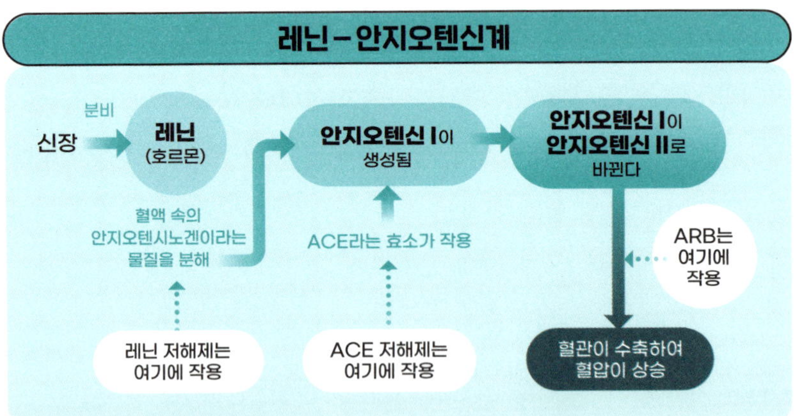

혈관경화형 체액저류형 아침 주간 야간

Q 68 이뇨제의 작용에 대해 알려주세요

이뇨제는 소변의 배설을 촉진하는 약입니다. 소변을 배출함으로써 체내의 수분량을 줄이면 수분을 포함하는 혈액의 양이 줄어들어 혈압을 낮추는 효과가 생깁니다. 혈액량이 줄어들면 심장의 부담이 가벼워지는 효과도 기대할 수 있습니다. 야간 고혈압이 일어나기 쉬운 체액저류형(Q34 참조) 유형에 적합한 약입니다. 소변과 함께 염분(나트륨)도 배출되므로 고령자나 만성신장병 환자, 당뇨환자 등 염분을 섭취하면 고혈압이 되기 쉬운 유형에도 적합합니다. ACE 저해제나 ARB와 병용하기도 하고, 아예 ARB와 함께 배합된 배합약을 사용하기도 합니다.

이뇨제를 복용하면 소변량이 늘어서 탈수를 일으키기 쉬워지므로 의사에게 주의사항을 들은 후 적절하게 수분을 보충해야 합니다. 한편 소변과 함께 전해질(칼슘, 나트륨, 마그네슘 등)이 배출되므로 몸의 힘이 쑥 빠지는 듯한 탈력감, 메스꺼움, 구토 및 쥐가 나는 등의 증상이 나타나는 전해질 이상을 일으킬 수 있습니다. 이런 증상이 나타나면 즉시 주치의와 상담해야 합니다. 이뇨제로는 요산이 배출되지 않아 요산 수치를 높이게 되므로 통풍이 있는 사람은 사용할 수 없습니다.

• 가리오 가즈오미

혈관경화형 체액저류형 아침 주간 야간

Q 69 베타 차단제는 어떤 약이고 어떤 사람에게 효과가 있나요?

스트레스 등으로 교감신경이 작용하면 노르아드레날린이라는 신경 전달물질이 분비되어 집중력과 판단력이 높아지지만, 심장의 활동을 활발하게 만들기 때문에 혈압과 심박수도 올라갑니다. 베타 차단제는 노르아드레날린이 심장에 있는 베타 수용체에 결합되는 것을 막아 심장이 과도하게 활동하는 것을 억제하여 심박수를 줄이고 혈압을 내리는 작용이 있습니다. 교감신경을 진정시켜 흥분을 낮추기 때문에 직장이나 가정에서 심한 스트레스를 받아 발생하는 주간고혈압에 효과를 기대할 수 있습니다.

한편 심박수가 줄어들기 때문에 서맥(맥이 줄어드는 부정맥 상태)이 되는 경우가 있어서 부정맥이 있는 사람은 사용할 수 없습니다. 기관지를 수축시키는 경우도 있어서 기관지 천식이 있는 사람에게도 맞지 않습니다.

베타 차단제에 의해 교감신경의 작용이 약해지면 혈액 속의 포도당 농도가 떨어지는 저혈당이 되는 경우가 있어서 떨림이나 두근거림 같은 저혈당 증상이 겉으로 나타나지 않은 채 갑자기 혼수상태에 빠질 가능성도 있습니다. 따라서 고령자나 당뇨병이 있는 사람은 복용에 주의가 필요합니다. • 가리오 가즈오미

혈관경화형 체액저류형 아침 주간 야간

Q 70 알파 차단제는 어떤 약이고 어떤 사람에게 효과가 있나요?

노르아드레날린이라는 신경전달물질이 혈관에 있는 알파 수용체에 결합되면 말초혈관이 수축하고 혈압이 상승합니다. 알파 차단제는 노르아드레날린이 알파 수용체와 결합하는 것을 방지하여 혈관을 넓혀 말초혈관의 수축을 방지하고 혈액의 흐름을 원활하게 하여 혈압을 낮추는 약입니다.

혈관에 작용하므로 혈관경화형인 사람이나 아침과 주간에 혈압이 상승하기 쉬운 사람에게 적합합니다. 아침고혈압인 사람이 자기 전에 먹으면 아침에 일어날 때의 혈압 서지를 방지할 수 있습니다.

부작용은 적지만 처음 복용할 때 기립성 어지럼증, 현기증, 두근거림 등이 생길 수 있습니다. 그 때문에 처음에는 소량을 복용하며 상태를 보면서 시작합니다.

이밖에 알파 수용체는 혈관 이외의 전립선이나 요도에도 있기 때문에 드물게 빈뇨나 요실금 등의 비뇨기 증상이 나타날 수도 있습니다. 알파 차단제의 이런 작용을 이용해서 전립선비대증이나 배뇨장애 치료에 쓰이기도 합니다. • 가리오 가즈오미

Q 71 고령이고 협심증이 있는데 어떤 약이 적당할까요?

협심증이나 심근경색 같은 합병증이 있는 고혈압에 적합한 혈압약은 칼슘 길항제입니다. 이는 원래 협심증 치료를 위해 개발된 약인데 현재 일본에서 가장 많이 쓰이는 혈압 강하제입니다. 또 ARB나 ACE 저해제도 적합한 약입니다.

칼슘 이온은 혈관벽의 근육에 작용해서 혈관을 수축시키고 혈압을 상승시킵니다. 이것을 방지하고 혈관을 넓혀 혈류를 좋게 만듦으로써 혈압을 낮추는 것이 칼슘 길항제입니다. 동맥경화가 진행된 고령자에게 효과가 있습니다. 다만 자몽류에 함유된 성분이 칼슘 길항제의 효과를 증강시키므로 섭취에 주의해야 합니다.

칼슘 길항제 중에서도 벤조디아제핀 계열의 약에는 심장에 작용하여 심박수를 억제하는 작용도 있습니다. 하지만 베타 차단제(Q69, Q73 참조)라는 혈압 강하제와 함께 복용하면 심장의 활동이 지나치게 억제되어 심부전이나 심장블록(고도의 맥박 저하)을 일으키기도 하니 병용할 때는 신중해야 합니다. • 이마이 유타카

Q 72 혈압뿐 아니라 혈당까지 높아서 합병증이 걱정입니다. 어떤 혈압약이 맞을까요?

혈당도 혈압도 높은 사람이 적지 않은데 당뇨병과 고혈압이 합병되면 심뇌혈관질환을 일으킬 리스크가 건강한 사람의 6~7배에 달하게 됩니다. 고혈압과 고혈당, 양쪽 모두 치료를 해야만 합니다.

고혈당이면서 고혈압인 사람에게는 ARB라는 혈압 강하제를 쓰고 있습니다(Q67 참조). 신장에서 분비되는 레닌(호르몬의 일종)이 관련되어 생겨나는 안지오텐신II라는 물질이 혈관을 수축시켜 혈압을 높이는데, ARB는 안지오텐신II의 작용을 저해하여 혈압을 낮춥니다.

한편 ARB에는 인슐린 작용을 촉진하거나 뇌나 심장, 신장의 혈관을 보호하는 작용도 있습니다. 그 때문에 혈당이 높은 사람을 비롯하여 심비대나 심부전이 있는 사람, 신장기능이 저하되기 시작한 사람에게도 효과가 있는 약입니다.

다만 당뇨병성 신증(당뇨병의 합병증인 신장병)의 경우는 혈액 속 칼륨이 늘어 부정맥 등을 일으키는 고칼륨혈증을 초래할 우려가 있으므로 복용에 주의가 필요합니다. • 이마이 유타카

Q 73 스트레스성 고혈압인 것 같습니다. 어떤 혈압약이 적당할까요?

심한 스트레스가 원인인 고혈압에는 자율신경에 작용하는 알파 차단제나 베타 차단제를 처방합니다(Q69, Q70 참조).

혈압은 자율신경의 지배를 받습니다. 심한 스트레스에 노출되면 자율신경 중 교감신경이 우위에 놓여 작동함으로써 노르아드레날린이라는 신경전달물질이 분비되고, 혈관에 있는 알파 수용체, 심장에 있는 베타 수용체와 결합합니다. 그 결과 말초혈관이 수축되고 동시에 심장의 수축력과 심박수도 높아지기 때문에 혈압이 상승하는 것입니다.

알파 차단제, 베타 차단제는 각각 알파 수용체, 베타 수용체에 결합하여 노르아드레날린의 작용을 차단하고 교감신경을 진정시켜 혈압을 낮추는 작용을 합니다.

심장의 베타 수용체에 작용하는 베타 차단제는 심부전이 있는 사람이 복용하면 심장의 운동이 지나치게 억제될 수 있으므로 주의가 필요합니다. • 이마이 유타카

Q 74 일본인의 혈압을 내리는 데는 이뇨제가 적합하다고 들었습니다. 자세히 알려주세요

고혈압에는 혈관이 좁아져서 고혈압이 되는 혈관경화형과 체내에 여분의 체액이 정체되어 고혈압이 되는 체액저류형이 있습니다. 서양인에게는 혈관경화형이 많지만 일본인에게 많은 유형은 체액저류형입니다(Q34 참조).

체액저류형 고혈압의 큰 원인은 염분을 과도하게 섭취한 것입니다. 염분을 과다 섭취하면 농도를 조절하기 위해 몸은 수분을 저장하고 혈관 내에 혈액량도 늘어서 혈압이 높아집니다. 게다가 늘어난 혈액을 밀어내려고 심장이 펌프기능을 높이므로 혈압이 더욱 올라가게 되는 것입니다.

고령이 되면 신장기능이 저하되어 염분 배출기능이 약해집니다. 그 때문에 젊을 때는 혈관경화형이었다가 서서히 체액저류형으로 이행하는 사람도 많아서 고령자의 약 70퍼센트는 체액저류형입니다. 체내의 수분량을 줄이면 혈액의 양이 줄어 혈압이 떨어지므로 일본인에게 많은 체액저류형 고혈압에는 이뇨제가 적절하다고 하겠습니다.

• 구와지마 이와오

Q 75 혈압은 약으로 어디까지 내리면 안심일까요?

혈압을 얼마만큼 내리면 좋을지는 나이나 합병증에 따라 달라집니다. 일본고혈압학회의 《고혈압 치료 가이드라인 2019》에서도 나이 및 합병증 유무와 그 종류에 따라 세세하게 목표혈압을 정하고 있습니다(Q4, Q59 참조). 특히 합병증이 없는 75세 미만의 전기 고령자를 포함한 성인의 목표혈압은 진료실혈압으로 130/80mmHg 미만이지만 이상적 혈압은 120/80mmHg 미만입니다. 여기까지 낮출 수 있다면 일단 안심이라고 할 수 있습니다.

75세 이상의 후기 고령자는 약이 과도하게 효과를 나타내는 경우가 있어 특히 신중한 경과 관찰이 필요합니다. 우선은 진료실혈압으로 140/90mmHg 미만을 목표로 하여 천천히 혈압을 낮추게 됩니다. 고령자는 약물요법을 실시하는 동안 기립성 저혈압이나 식후 저혈압 등이 발생하여 실신하거나 쓰러지는 위험한 상황이 오기도 합니다.

뇌혈관장애가 있는 사람도 혈압을 너무 많이 낮추면 뇌허혈상태를 일으킬 수 있기 때문에 목표혈압은 조금 높게 잡아서 140/90mmHg 미만입니다. • 이마이 유타카

Q 76 혈압약 먹는 걸 자주 잊어버립니다. 좋은 방법이 없을까요?

최근에는 하루 한 번 복용하는 약이 늘었지만 여러 번 먹어야 하는 경우라면 다른 일에 정신이 팔려 있는 낮이나 밤에 약 복용을 놓치는 경우가 많을 수 있습니다. 약 복용을 놓치지 않는 팁으로는 다음과 같은 방법이 있습니다.

- **혈압을 측정할 때 약을 먹는다** … 약을 먹었다는 체크를 하는 혈압수첩도 있습니다.
- **알람을 사용한다** … 약 먹을 시간을 놓치지 않게 알려주는 스마트폰 앱도 있습니다.
- **달력에 체크를 한다** … 눈에 띄는 곳에 걸린 달력이나 항상 쓰는 다이어리에 약을 먹었다는 표시를 해서 잊고 넘어가는 것을 방지합니다.
- **소분할 수 있는 통을 사용한다** … 아침, 낮, 밤에 먹는 약을 나누어서 일주일분씩 담아 놓는 휴대용기도 있고, 1개월 치 약을 하루씩 나누어 담을 수 있는 주머니도 있습니다.
- **가방에 예비약을 넣어 둔다** … 약 없이 외출했을 때를 대비해서 가방에 예비분을 넣어 둡니다.

• 가리오 가즈오미

Q 77 혈압약 먹는 걸 잊어버리면 다음에 두 배를 먹으면 되나요?

혈압약 먹는 것을 잊어버렸을 때 가장 해서는 안 되는 것이 2회분을 한 번에 먹는 것입니다. 그렇게 하면 혈압이 너무 떨어져서 어지러워 쓰러져 다치거나 뇌의 혈관에 악영향을 미칠 우려가 있기 때문입니다. 계속적으로 먹는 혈압약은 한 번쯤 빼먹어도 혈액 속에 어느 정도 약 성분이 남아 있어서 급격하게 혈압이 오르는 일은 별로 없습니다.

약 복용을 잊었을 때는 다음 표와 같이 대처하는 것이 좋습니다. 다만, 약 종류에 따라서나 혹은 여러 약을 먹는 경우에는 대응 방법이 달라지기도 합니다. 그러므로 약 복용을 놓쳤다면 주치의나 약사와 상담하는 것이 원칙이고, 가능하면 사전에 대처법을 확인해두어야 합니다.

• 가리오 가즈오미

약 복용을 잊었을 때의 대처법

횟수	놓친 약	대처법
1일 1회	아침 식후	잠자리에 들기 전에 깨달았다면 복용한다.
1일 2회	아침 식후	아침부터 저녁 사이에 복용. 저녁 식사 후의 약은 잠자리에 들기 전에 복용한다.
	저녁 식후	잠자리에 들기 전에 깨달았다면 복용한다.
1일 3회	아침 식후	정오 전에 깨달았다면 복용한다. 점식 식사 후 약은 저녁 식후에, 저녁 약은 잠자기 전에 복용한다.
	점심 식후	저녁까지 깨달았다면 복용한다. 저녁 약은 잠들기 전에 복용한다.
	저녁 식후	자기 전에 깨달았다면 복용한다.

Q 78 혈압약 부작용 때문에 힘듭니다. 계속 먹어도 괜찮을까요?

혈압약은 장기간 복용한다는 전제로 만들어진 것이어서 강한 부작용이 없는 것이 대부분이지만 어느 정도는 부작용이 나타나기도 합니다. 대표적인 증상은 현기증이나 두근거림, 맥박 이상(빈맥이나 서맥), 부기 등인데 발진 등의 피부증상이나 미각장애가 나타나는 경우도 있습니다. 부작용이 힘들 때는 약을 처방한 의사와 상담하면 됩니다. 혈압약에는 다양한 종류가 있어서 분량이나 조합을 바꿀 수 있습니다. 부작용이 생겼다고 해서 자기 판단으로 약을 줄이거나 중단해서는 안 됩니다. • 이마이 유타카

주요 혈압약의 부작용

칼슘 길항제	안면홍조, 두통, 두근거림, 빈맥(맥이 빨라짐), 서맥(맥이 느려짐), 다리 부기, 잇몸 부기, 변비
ARB	현기증, 두근거림
ACE 저해제	마른기침, 발진, 가려움, 미각장애
레닌 저해제	두통, 현기증, 구역질, 설사
알파 차단제	기립성 어지럼증, 현기증, 두근거림
베타차단제	서맥, 부기, 기관지 천식 악화, 지질이상(혈액 속 지질 증가), 고혈당, 불면
이뇨제	저칼륨혈증(혈액 속 칼륨 감소, 악화하면 근력 저하, 팔다리 마비), 통풍, 발기부전, 지질이상, 고혈당

Q 79 혈압약과 함께 먹으면 좋지 않은 음식이나 약이 있으면 알려주세요

칼슘 길항제와 자몽처럼 약의 농도를 높이는 식품 조합도 있고, 약의 작용을 약화시키는 식품 조합도 있습니다.

혹은 두 가지 약 사이의 상호작용으로 약의 작용이 강해지거나 약해질 수도 있고, 때로는 부작용이 강하게 나타나기도 합니다.

혈압약과 함께 여러 약을 병용해서 복용하는 사람은 반드시 약 수첩을 지참하여 의사나 약사에게 보여주고 궁금한 점이 있으면 물어보면 됩니다. • 이마이 유타카

혈압약과 함께하면 좋지 않은 음식이나 약

혈압약	식품 및 다른 약
칼슘 길항제	푸라노쿠마린, 나린진 등의 성분을 함유한 자몽류 → 혈압약의 효과를 저해함.
중추성 교감신경 억제제	고기, 생선, 달걀, 대두 등 단백질이 많은 식품 → 혈압약의 흡수를 저해함.
혈관 확장제	간, 굴, 가리비 등 아연이 많이 함유된 식품 → 두통이나 빈맥 등 부작용이 커짐.
베타 차단제 ACE 저해제 이뇨제	비스테로이드성 항염증약 NSAIDs → 혈압 강하 효과가 약해짐.
칼슘 길항제 베타 차단제	히스타민 H2수용체 길항제(위산 분비를 억제하는 약) → 혈압 강하 효과가 과도해지는 경우가 있음.
베타 차단제	혈당 강하제(당뇨병 치료약) → 저혈당이 되기 쉬워짐. 베타 자극제(천식약) → 서로 약효를 상쇄함.

8

생활습관에 대한 궁금증 18가지

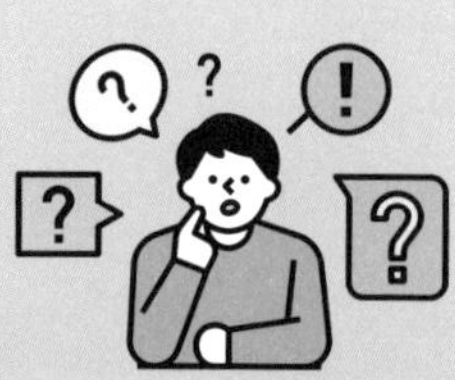

Q 80 혈압을 낮추려면 이것저것 참아야 해서 힘들지 않나요?

혈압을 낮추려면 식사요법이나 운동요법이 필요한데, 이 말을 들으면 좋아하는 음식도 못 먹고 매일 억지로 운동을 해야 한다는 이미지가 먼저 떠오를지도 모릅니다. 하지만 혈압을 낮추기 위한 식사나 운동은 무조건 참으면서 계속하려고 하면 오래 지속할 수 없습니다. 혈압을 낮추고, 낮아진 혈압을 안정시키려면 긍정적 기대감을 품고 어렵지 않게 계속할 수 있는 방법을 찾아야 합니다.

그러기 위해서는 처음부터 전부 완벽하게 해내겠다는 생각을 버려야 합니다. 예를 들면 짜고 매운 음식을 먹고 나서 자책하며 죄책감을 갖는다고 염분이 배출되지는 않습니다. 그것보다는 다음 식사 때 염분 배출 작용이 있는 칼륨을 함유한 채소를 먹는 방법으로 체내에 염분이 쌓이지 않도록 하면 됩니다. 이때 만성신장병인 사람은 칼륨 섭취에 주의해야 합니다. 요령을 가지고 계속하면 몸 상태가 좋아졌다고 느끼는 때가 옵니다.

또 최근 고혈압과 관련해서 주목받는 NO(일산화질소)를 체내에 늘리도록 적극적으로 노력하는 것도 혈압을 쉽게 낮추는 비결 중 하나입니다(NO에 대해서는 제11장 참조). • 이치하라 아쓰히로

Q 81 염분을 줄이거나 운동을 하면 혈압이 얼마나 떨어질까요?

다음 그래프는 염분 줄이기, DASH 식단(채소, 과일, 저지방 유제품이 풍부하고 포화지방산과 콜레스테롤이 적은 식사. Q115 참조), 운동하기, 술 줄이기 같은 생활습관 개선으로 혈압이 얼마나 낮아지는지를 보여줍니다. 최고혈압 강하 효과를 보면, 효과가 가장 큰 것이 DASH 식단이고, 염분 줄이기와 체중 감량이 그 뒤를 잇습니다.

효과가 큰 방법이라고 해도 6mmHg 낮아지는 정도여서 하나씩만 보면 효과가 크게 느껴지지 않을지도 모릅니다. 하지만 몇 가지를 병행하면 큰 강하 효과를 기대할 수 있다는 점이 중요합니다. 염분을 줄이면서 운동을 한다거나 술을 줄이는 등 몇 가지 방법을 함께 실행해 봅시다. • 이치하라 아쓰히로

생활습관 개선으로 혈압이 얼마나 낮아질까?

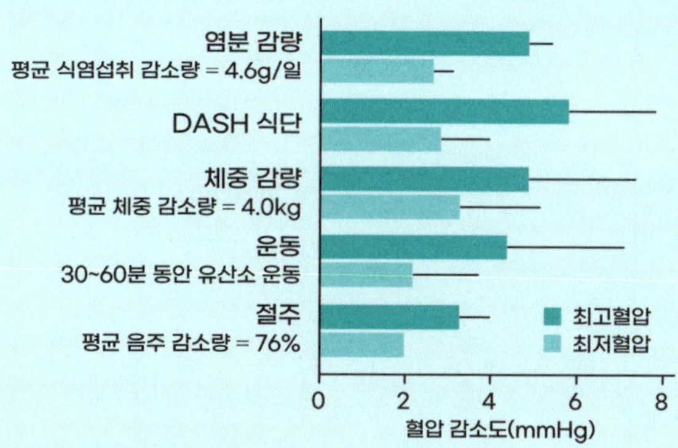

* 출처: 일본고혈압학회, 《고혈압 치료 가이드라인 2019》

82 식사요법과 운동요법이 정말 효과가 있나요?

식사요법과 운동요법은 고혈압 치료의 기본입니다. 아직 혈압약을 먹지 않는 사람도, 약을 먹기 시작한 사람도 계속하는 것이 좋습니다. 복수의 혈압약을 사용해도 혈압이 좀처럼 떨어지지 않는 저항성 고혈압인 사람도 식염을 엄격하게 제한하니 혈압이 낮아졌다는 연구 결과가 있습니다(그림 참조). 고혈압인 사람이 습관적으로 유산소운동을 하면 최고혈압으로 8.3mmHg, 최저혈압으로 5.2mmHg의 혈압 강하 효과가 있다고 합니다. 뿐만 아니라 식사요법만으로는 최고혈압이 8mmHg 낮아지지만, 식사요법에 운동요법까지 추가한 사람은 최고혈압이 16mmHg 낮아졌다는 연구 결과도 있습니다. 식사요법, 운동요법은 혈압 강하 효과가 있으며 병용해서 실시하면 효과가 훨씬 높아집니다. • 이치하라 아쓰히로

식염 제한이 혈압에 미치는 영향

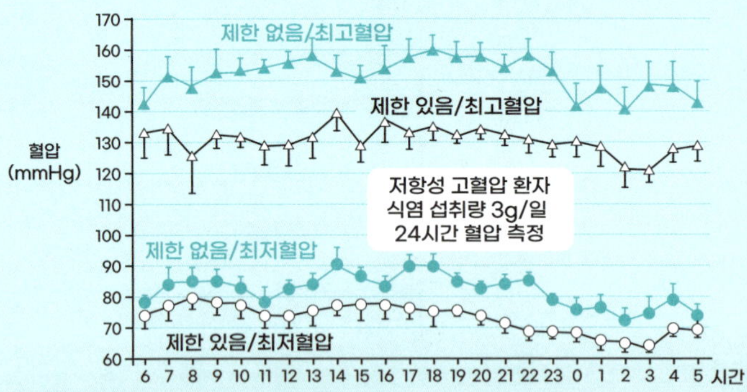

* 출처:Eduardo Pimenta, Krishna K. Gaddam, Suzanne Oparil, Inmaculada Aban, Saima Husain, Louis J. Dell'Italia, and David A. Calhoun: Hypertension 2009.

83 체중은 얼마를 목표로 잡으면 좋을까요?

체중을 감량해도 혈압을 낮추는 효과가 있습니다. 체중이 1킬로그램 줄면 최고혈압·최저혈압 모두 약 1mmHg 낮아진다고 합니다.

적정한 체중의 기준으로 BMI(체질량지수)가 있습니다(계산 방법은 다음 도식 참조). BMI 20인 사람을 1이라고 했을 때 BMI가 25~29.9로 비만한 사람은 고혈압이 될 리스크가 1.5~3.6배가 됩니다. 비만인 사람은 과식으로 인해 염분 섭취량이 많은 데다가 인슐린이 과잉 분비됨으로써 신장에서 나트륨(염분)이 재흡수되기 쉬워져서 혈액 속에 나트륨이 늘어나고, 이것을 희석하려고 혈관 내의 수분 용량이 늘어서 고혈압이 되기 쉬운 것입니다. 인슐린의 영향으로 말초혈관을 수축시키는 작용이 있는 카테콜아민이라는 물질이 늘어나는 것도 고혈압에 영향을 줍니다.

표준 체중은 BMI22지만, 우선은 BMI25 미만을 목표로 비만을 해소하는 게 좋습니다. • 이치하라 아쓰히로

BMI(체질량지수) 계산법

$$\text{체질량지수} = \frac{\text{체중(kg)}}{\text{신장(m)} \times \text{신장(m)}}$$

예) 신장 170cm, 체중 70kg인 경우는 70 ÷ (1.7 × 1.7) ≒ 24가 된다.

84 일하면서 받는 스트레스가 혈압과 관계가 있을까요?

있습니다. 업무로 인해 압박을 느끼고 스트레스가 더해지면 자율신경 중 교감신경이 우위에 놓여 심장의 활동이 활발해지고 혈소판의 활동이 높아져 혈류가 끈적해지기 때문에 혈압이 높아집니다. 평소에는 정상치인데 주간에만 고혈압이 되는 주간고혈압(직장 고혈압, Q38 참조)은 이런 유형입니다.

일시적인 스트레스에 그치거나 아직 젊다면 괜찮겠지만 오래 계속되면 악영향이 나타납니다. 지속적인 스트레스나 나이로 인한 동맥경화가 진행되면 급격한 혈압 상승이 원인이 되어 혈관이 막히고 뇌졸중이나 심근경색 등을 초래하기 쉽습니다.

업무 스트레스에 더해 수면장애로 잠을 이루지 못하면 리스크가 더 커집니다. 스트레스와 수면장애 양쪽에 해당하는 사람은 고혈압으로 인한 심혈관질환으로 사망할 리스크가 세 배나 높아진다는 보고도 있습니다. 직업과 관련해서는 수입 감소도 스트레스가 되기에 수입이 25퍼센트 감소하면 고혈압 및 심혈관으로 사망할 리스크가 높아진다고 합니다. • 이치하라 아쓰히로

Q 85 화장실에서 주의할 점이 있나요?

화장실은 뇌심혈관계 발작이 많이 발생하는 곳입니다. 고혈압인 사람이 화장실에 갈 때 주의할 점을 알려드립니다.

1 갑자기 쪼그려 앉지 않는다

갑자기 쪼그려 앉으면 다리나 복부가 압박되어 혈압이 상승합니다. 재래식 변기보다 좌변기가 비교적 압박이 적습니다. 그리고 갑자기 일어서도 혈압이 상승하므로 느긋하게 움직이도록 유의해야 합니다.

2 참지 않는다, 힘주지 않는다

배뇨, 배변 시에는 혈압이 높아집니다. 힘을 주면 혈압이 급상승하므로 변비 해소를 위해 노력하는 것이 좋습니다. 소변을 계속 참는 것도 혈압을 올리는 원인이 됩니다. 3시간 동안 화장실을 참았던 여성의 최고혈압이 평균 약 4mmHg, 최저혈압이 약 3mmHg 상승했다는 보고도 있습니다. 요의가 느껴지면 참지 말고 빨리 화장실로 가야 합니다.

3 온도차에 주의한다

특히 겨울에는 화장실이 추워지는 경우가 많아서 급격한 온도 변화로 인해 히트쇼크(Q92 참조)를 일으키는 일이 있습니다. 복장이나 난방에 신경을 써서 급격한 온도차에 노출되지 않도록 해야 합니다.

• 이치하라 아쓰히로

86 변비는 고혈압과 관계가 있을까요?

변비 때문에 화장실에서 힘을 주면 혈압이 상승하는데 그것 외에도 장내환경이 혈압과 관계있다는 연구가 있습니다. 혈압이 높은 사람 그룹에서 장내세균 검사를 한 결과 장에 문제가 있는 사람이 많다는 것이 밝혀진 것입니다.

건강한 사람의 장내 플로라(Flora, 장내에 항상 존재하는 다양한 세균군)는 균형을 이루고 있지만 불규칙한 생활이나 식사, 스트레스로 인해 균형이 무너지면 변비가 되거나 설사를 하게 되고 장내에 염증이 생깁니다. 그러면 장에서 뇌로 '염증 발생' 신호를 보내 교감신경이 자극되어 활발하게 활동하기 때문에 혈압이 상승하는 것입니다.

나아가 장내 염증 때문에 염증세포가 혈액과 함께 온몸의 혈관으로 운반되어 혈관내피세포(혈관벽의 세균)에 영향을 끼쳐 NO를 만드는 작용을 저하시킵니다. NO에는 혈관을 확장하여 혈압을 낮추는 작용이 있기 때문에 NO가 감소하면 혈압이 상승하는 요인이 됩니다.

• 이치하라 아쓰히로

Q 87 염분을 줄이기 위해 아침밥을 안 먹는데 괜찮나요?

아침은 조금이라도 좋으니 꼭 먹기를 권합니다. 매일 아침 정해진 시간에 아침을 먹고 아침 햇빛을 쬐는 것은 혈압을 안정시키는 데 도움이 되기 때문입니다. 그 이유는 체내시계와 관련이 있습니다.

우리 몸에는 체내시계가 갖추어져 있는데, 개인에 따라 차이는 있으나 평균적으로 1일 25시간의 생체리듬으로 흘러갑니다. 지구의 하루 24시간과 조금 어긋나는 사람도 있어서 이것을 매일 리셋하여 미세 조정합니다.

체내시계 중에서도 '중추시계(중추시계유전자)'라는 것은 뇌의 시상하부라는 부위에 있는데 아침에 일어나서 햇빛을 쬐면 리듬이 바로잡힙니다. 또 내장이나 혈관 등에 있는 '말초시계(말초시계유전자)'는 아침 식사로 자극을 받아서 잠이 깹니다. 규칙적인 생활과 아침 식사로 리셋이 잘 이루어지도록 하면 자율신경이 정돈되어 생활리듬이 안정되며 혈압도 안정됩니다. • 가리오 가즈오미

Q 88 날씨나 기온은 혈압에 얼마나 영향을 주나요?

혈압은 기온에 따라 변동합니다. 추우면 혈관이 수축되어 혈압이 올라갑니다. 우리 몸이 체온을 유지하려는 작용을 하기 때문입니다.

겨울에는 혈압이 올라가기 쉬워서 뇌졸중이나 심근경색을 일으키는 사람이 많습니다. 아침 혈압이 5mmHg 올라가면 뇌졸중 리스크가 25퍼센트나 상승한다고 합니다.

특히 기온이 뚝 떨어지는 겨울 아침에 일어날 때는 주의가 필요합니다(그래프 참조). 밖으로 나갈 때는 보온에 신경을 쓰고, 집 안에서도 욕실, 복도처럼 추운 곳과 방의 온도 차이가 크지 않도록 신경써야 합니다. 거꾸로 더운 여름에는 실외에서 땀을 흘린 상태로 냉방이 잘 된 실내로 들어오면 혈압이 급상승하니 주의해야 합니다. • 가리오 가즈오미

계절에 따른 혈압의 변동

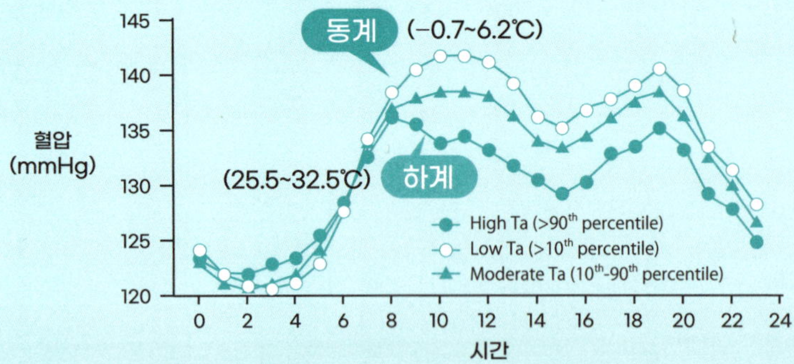

* 출처: ABPM6, 404명의 데이터로부터(Modesti PA, et al., Hypertension 47, 155~161, 2006에서)

Q 89 잠자기 전 술을 마십니다. 괜찮나요?

술을 마시면 알코올의 작용으로 혈관이 확장되어 혈압이 낮아집니다. 하지만 많은 연구를 통해 알게 되었듯이, 음주 습관이 오래되어 음주량이 많을수록 혈압의 평균값이 높아져 고혈압 리스크도 커집니다. 장기간의 음주 습관은 교감신경을 활발하게 만들어 혈관이 수축하기 쉬워질 뿐 아니라 심장의 활동도 높아지고 신장에서 칼슘 등을 잃게 되는 문제와도 관계가 있습니다. 구체적으로는 알코올 기준으로 하루에 약 30ml 이상 마시면 혈압이 3mmHg 상승한다고 합니다. 이 양은 정종이라면 한 홉, 맥주는 큰 병으로 1병, 와인 2잔 정도의 양입니다. 음주량은 이보다 적게 마시는 것으로 정해두는 게 좋습니다. 그리고 분해할 수 있는 알코올의 양(그림 참조) 이상으로 음주했을 때는 같은 양 이상의 물을 함께 마시면 혈압 상승을 억제할 수 있습니다. • 이치하라 아쓰히로

알코올 분해량

1시간에 분해할 수 있는 알코올 양(g)

[ ] = 체중(kg) × 0.1

주류에 함유된 알코올 양(g)

[ ] = 술의 양(ml) × 도수 × 0.8*

예) 체중 60kg인 사람이 1시간에 분해할 수 있는 알코올 양 60 × 0.1 = 6g

5% 맥주 500ml에 함유된 알코올 양 500 × 0.05 × 0.8 = 20g

분해하는 데 걸리는 시간 20 ÷ 6 = 3.3시간

∴ 체중 60kg인 사람은 1시간에 6g씩 분해할 수 있으므로 분해하는 데는 약 3.3시간이 걸린다.

*0.8은 알코올의 비중. *위 수치는 어디까지나 기준치로서 제공하는 것이며, 개인차가 있음.

Q 90 화를 내는 게 혈압에 나쁠까요?

감정은 혈압에 크게 영향을 미칩니다. 여기에는 혈압 등을 조절하는 자율신경이 관여하고 있습니다. 자율신경에는 심신이 활발하게 활동할 때 작용하는 교감신경과 느긋하게 쉴 때 작용하는 부교감신경이 있어서 균형을 유지하고 있습니다.

분노나 슬픔, 불안 같은 부정적인 감정은 스트레스가 되어 교감신경을 자극합니다. 교감신경은 심박수를 늘리고 혈관을 수축시켜서 흥분상태를 만들어내기 때문에 혈압이 높아집니다. 젊은 시절에 어떤 일로 몹시 화를 낸 일이 있었는데 혈압을 측정해보았더니 최고혈압이 무려 200mmHg를 넘겼던 경험이 있습니다.

이처럼 스트레스에 의한 혈압 상승이 일시적인 것이라면 문제가 아닙니다. 하지만 여러 차례 반복되거나 계속된다면 혈압이 잘 내려가지 않게 됩니다. 불쾌한 기분을 전환하는 기분전환법이나 분노의 감정을 다스리는 분노조절법을 익혀 두어 혈압 상승을 막는 것이 필요합니다. • 와타나베 요시히코

Q 91 아무래도 금연을 하는 게 좋을까요?

담배 한 개비를 피우는 것만으로 교감신경이 자극되어 심박수가 증가하고 동시에 말초혈관도 수축하기 때문에 최고혈압이 약 20mmHg 상승한다고 합니다. 게다가 상승한 혈압은 15분 이상 지속됩니다.

또 담배에 함유된 성분이 혈관에 손상을 입혀 혈관이 수축하기 쉽고 혈전이 생기기 쉬워져 동맥경화를 초래합니다. 또한 좋은 콜레스테롤(HDL 콜레스테롤)을 감소시키고 나쁜 콜레스테롤을 늘린다는 것도 밝혀졌습니다. 흡연이 심장병 리스크를 높인다는 것은 미국 프래밍햄 연구라는 유명한 연구로 확인되었는데, 담배를 피우는 사람이 허혈성 심장질환이나 심근경색이 될 위험성은 피우지 않는 사람의 두세 배, 돌연사 리스크는 5~10배나 됩니다. 담배는 백해무익한 것입니다.

자신의 의지만으로 금연이 어렵다면 니코틴패치 같은 금연보조제를 이용하는 방법도 있으니 주치의와 상담하길 권합니다. 금연 후에는 먹는 양이 늘어서 체중이 늘기 쉬우니 비만이 되지 않도록 주의가 필요합니다. • 이치하라 아쓰히로

Q 92 목욕은 짧게 끝내는 게 좋은가요?

목욕은 심신을 편안하게 하여 수면의 질을 좋게 만드는 데 도움이 됩니다. 고혈압이라고 해서 목욕을 피하거나 샤워만으로 끝내지 말고 좋은 목욕 습관을 만들어야 합니다.

고혈압인 사람이 목욕할 때 가장 조심할 점은 온도 관리입니다. 급격한 온도 변화로 인해 혈관이나 맥박이 급격하게 변화하는 것을 '히트쇼크'라고 하는데, 목욕은 히트쇼크를 일으키기 쉬워 뇌졸중이나 심근경색 등의 발작이 일어나기 쉬운 상황입니다.

온도 관리에서 주의할 점은 다음과 같습니다.

① 방의 온도 차이입니다. 따뜻한 침실과 추운 탈의실이나 욕실의 온도차를 줄이고, 여름에는 냉방에 의한 온도차에도 주의해야 합니다.

② 체온과 물 온도의 차이입니다. 즉 체온보다 훨씬 온도가 높은 목욕물에 들어가는 것을 피해야 합니다. 목욕물 온도는 미지근한 38~40℃로 조절하여 몸이 급격한 온도 변화에 노출되지 않도록 해야 합니다. 그런 다음 5~10분간 어깨를 내놓고 가슴 아래까지 담그는 반신욕을 하면 이완 효과를 얻을 수 있습니다.

목욕 후에는 한기를 느끼지 않도록 옷을 입어 보온하고, 갑자기 추운 복도로 나가거나 여름이라면 냉방이 잘된 방으로 뛰어들지 말고 여유 있게 움직여야 합니다. • 가리오 가즈오미

Q 93 목욕할 때 주의할 점이 있나요?

고혈압인 사람이 목욕할 때 가장 주의할 점은 실내 온도와 목욕물 온도와 체온 사이에 차이가 크지 않도록 하는 것입니다. 온도차가 크면 교감신경이 자극되어 혈압의 급상승을 초래합니다. 급격한 온도 변화는 혈압 서지(Q11 참조)의 원인이 됩니다. 따라서 목욕물 온도는 40℃ 정도로 미지근하게 설정해둡니다. 탈의실은 옷을 벗을 때나 목욕을 마치고 나올 때 몸이 온도 변화에 노출되기 쉬운 곳이므로 욕실과 같은 정도의 실온으로 하는 것이 이상적입니다. 특히 겨울에는 실내 온도와의 차이에 주의해야 하는데, 여름에도 덥다고 해서 목욕을 마치자마자 냉방이 잘 된 방으로 뛰어드는 것은 위험합니다. 목욕을 마쳤을 때는 갑자기 몸이 식지 않도록 머리에 수건을 두르거나 양말을 신어서 보온하여 체온이 천천히 떨어지도록 합니다. 목욕은 취침 한 시간 전까지 하는 것을 권장합니다. 취침 한두 시간 전에 목욕을 하면 잠들기 쉬워지고 깊은 잠을 잔다는 연구 결과가 있습니다. 미지근한 물에 느긋하게 몸을 담그고 손가락 발가락을 구부렸다 펴는 체조를 하거나 가벼운 스트레칭을 하면 모세혈관의 혈류가 좋아져 고혈압 개선에 효과적입니다. • 시마다 가즈유키

Q 94 최근 잠을 잘 못잡니다. 고혈압과 관계가 있을까요?

고혈압이라고 해서 잠을 푹 못 자는 경우는 별로 없습니다. 반대로 수면 부족이나 수면무호흡증후군으로 인해 고혈압이 되는 일은 종종 있습니다. 수면 시간이 5시간도 안 되는 사람은 7~8시간 수면한 사람에 비해 고혈압이 될 가능성이 배 이상 높아진다는 보고도 있습니다.

실제로 수면량이 부족한 사람은 혈압약을 복용해도 혈압 조절이 잘 되지 않기도 합니다. 수면 부족으로 교감신경이 활발해지면 혈관이 수축하여 심박량이 커지고 혈압이 높아집니다. 동시에 불면 상태에서는 염분을 체외로 충분히 배출하기 어려워집니다. 같은 분량의 염분을 섭취해도 염분이 충분히 배출되기 않기 때문에 고혈압이 되기 쉬워지는 것입니다.

혈압약을 복용해도 충분히 고혈압이 개선되지 않는데 그 원인이 수면 부족이나 수면무호흡증후군이라고 생각되는 경우에는 수면제를 처방하기도 합니다. 혈압약과 수면제를 함께 복용해도 부작용의 우려는 없습니다. • 가리오 가즈오미

Q 95 잠은 몇 시간 자는 게 좋을까요?

고혈압인 사람에게 수면 부족은 큰 적입니다. 동맥경화의 원인이 되는 혈관벽 세포의 손상을 복구하는 성장호르몬은 약 80퍼센트가 자고 있는 사이에 분비되기 때문입니다. 그리고 충분히 잠을 잘 때 부교감신경이 작용하면 혈관이 확장되어 혈압이 떨어지고 야간고혈압이나 아침고혈압, 주간 혈압 서지를 예방할 수 있습니다.

많은 사람을 몇 년씩 추적 조사한 연구에 따르면, 수면량이 부족한 사람뿐 아니라 수면 시간이 너무 긴 사람도 심혈관병에 의한 사망 리스크가 높다는 결과가 나왔습니다. 사망 리스크가 가장 낮은 집단은 7시간 정도 잠을 잔 사람이었습니다.* 개인차는 있지만 수면 시간은 7시간 전후(6시간 반~7시간 반 정도)가 좋다고 할 수 있습니다.

수면은 '질'도 중요합니다. 세포의 손상을 복구하는 성장호르몬은 깊게 자는 동안에 많이 분비됩니다. 수면 중에는 깊은 잠(논렘수면)과 얕은 잠(렘수면)을 반복하는데 '깊은 잠이 확실하게 나타나는 수면을 7시간 전후 취하는 것'이 이상적이라고 하겠습니다. • 시마다 가즈유키

* 출처: Kwok CS, Kontopantelis E, Kuligowski G, et al., Self-Reported sleep duration and quality and cardiovascular disease and mortality: a dose-response meta-analysis, J Am Heart Assoc. 2018;7(15):e008552; 이케하라 사토요, 《수면 시간과 순환기질환 사망》, JACC Study, 2010.

Q 96 잠을 잘 자려면 어떻게 하면 좋을까요?

우선 아침에는 커튼을 열고 밝은 빛을 쬐도록 합니다. 깊은 잠을 촉진하는 호르몬은 아침 햇빛을 받으면 분비가 멈추고 그 후 14~15시간 후에 다시 분비되기 시작하니 아침 햇빛으로 이 리듬을 정돈할 수 있습니다. 또 밤에는 스마트폰 등을 침실에 가지고 들어가지 말고 밝은 빛이 눈에 들어오지 않는 침실 환경을 만듭니다. 스마트폰 같은 밝은 화면을 보고 있으면 잠을 촉진하는 호르몬의 분비가 멈추기 때문입니다.

잠자기 전에 심신을 이완시키면 쉽게 잠들고 푹 잘 수 있습니다. 간편하게 할 수 있는 방법으로 '근이완법(점진적 근육이완법)'을 추천합니다. 미국 정신과의사가 개발한 이완법을 간략하게 만든 것으로, 몸에 힘을 꽉 주었다가 탁 힘을 빼기만 하면 되는 간단한 방법입니다. 양손에서 시작해 발까지 하면 좋지만 일부만 해도 괜찮습니다. 취침 30분 전쯤에 하고 그대로 이불 속으로 들어가면 효과적입니다.

잠자는 자세는 옆으로 눕는 것을 추천합니다. 기도에 부담이 가해지지 않고 산소를 충분히 들이마실 수 있기 때문에 혈압이 올라가기 어렵습니다. 특히 수면무호흡증인 사람은 똑바로 누우면 혀가 목을 향하여 기도를 막는 일이 있으므로 옆으로 눕는 것이 좋습니다.

• 와타나베 요시히코

이완요법 운동

취침
30분전에
한 세트 실시
*일부만 해도
좋다.

1 양손

10초간
힘을 주었다가
15~20초 동안 풀어서
탈력감을 맛본다.
요령은 이하
같음.

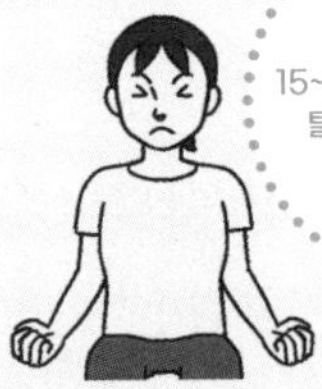

의자에 앉아서 양팔을 뻗고 엄지를 감싸듯 주먹을 쥔다.
천천히 펼쳐 힘을 빼고 힘이 빠진 상태를 15~20초 동안 음미한다.

2 팔

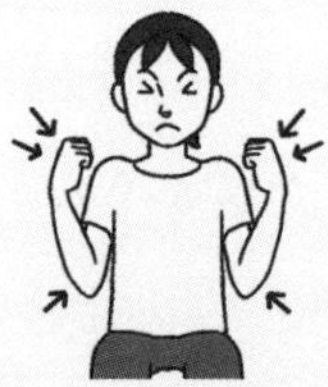

주먹을 쥔 채 어깨로 가까이 하여 구부린 팔 전체에 힘을 꽉 준 다음 힘을 빼고 팔을 내린다.

3 등

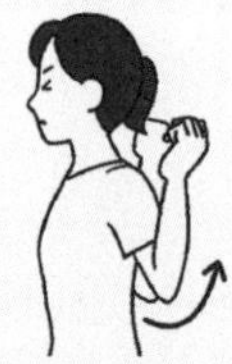

구부린 팔을 뒤로 밀어 견갑골을 끌어 모은다.
힘을 빼고 팔을 내린다.

4 어깨

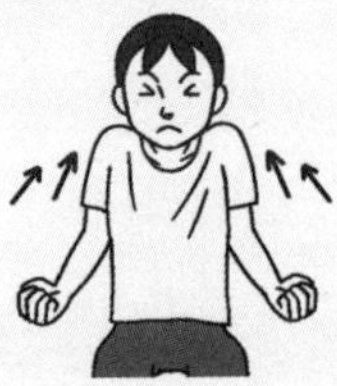

양어깨를 올려 목을 움츠리듯 어깨에 힘을 준 후 툭 힘을 뺀다.

5 목

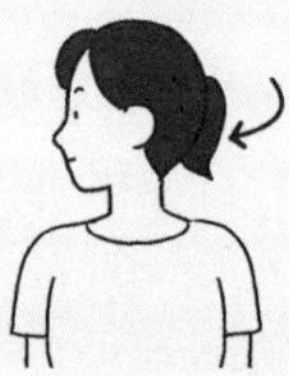

오른쪽으로 고개를 돌려 힘을 준 후 다시 정면으로 보고 힘을 뺀다. 왼쪽도 같은 방식으로 힘을 주었다가 뺀다.

6 얼굴

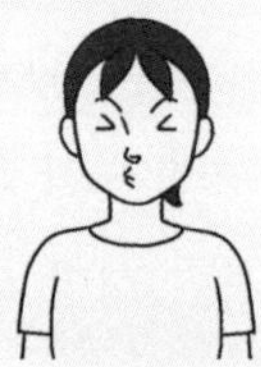

입을 오므리고 얼굴 전체를 얼굴 중심에 모으듯 힘을 주었다가 힘을 빼고 멍하게 입을 벌린다.

7 배

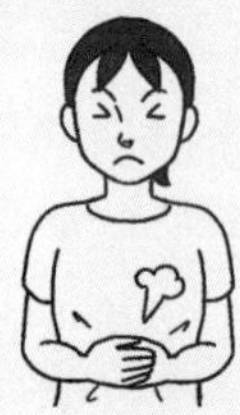

배에 손을 대고 손을 밀어내듯 배에 힘을 주었다가 탁 힘을 뺀다.

8 다리 1

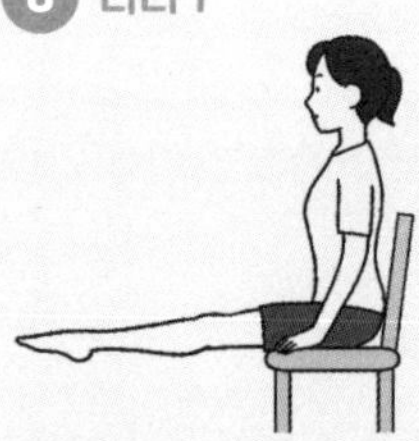

발끝을 펴고 다리를 뻗어 다리 뒤쪽 근육에 힘을 준 다음 툭 힘을 뺀다.

9 다리 2

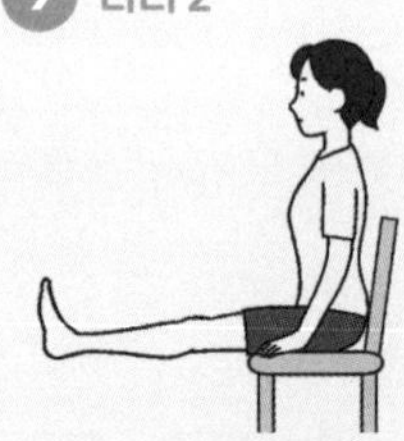

다리를 뻗고 발끝을 위로 향하여 다리 앞쪽 근육에 힘을 주었다가 툭 힘을 뺀다.

10 전신

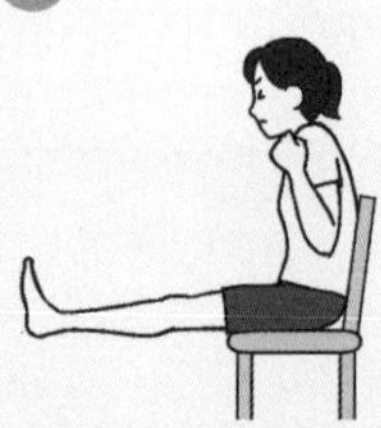

❶~❾까지의 온몸의 근육을 한번에 긴장시켰다가 천천히 힘을 빼고 온몸을 이완시킨다.

97 낮잠을 자면 혈압이 떨어진다고 하던데 정말인가요?

점심 식사 후부터 오후 4시 사이에 졸음을 느끼는 사람이 많습니다. 이 시간대의 낮잠은 고혈압인 사람에게 좋은 영향을 미칩니다. 24시간 혈압 측정을 하면서 수행한 조사 연구에 따르면, 낮잠을 잔 사람은 낮잠을 자지 않은 사람에 비해 최고혈압이 평균 약 5mmHg 낮아졌습니다. 최고혈압의 평균치가 2mmHg 떨어지면 심근경색으로 인한 사망률이 7퍼센트 떨어진다고 하니 효과가 큰 것입니다.

다만 1시간이 넘는 긴 낮잠은 역효과입니다. 낮잠을 너무 많이 자면 밤에 잠을 잘 이루지 못하게 되고, 수면의 질도 떨어집니다. 또한 1시간 넘게 낮잠을 자면 사망 리스크가 커지는데, 2시간이 넘으면 낮잠을 자지 않은 사람보다 사망 리스크가 약 5배가 높아진다는 조사 결과도 있습니다. 낮잠의 길이는 잠들기까지 시간이 약 15분 정도 걸리는 것을 포함하여 30분 정도면 좋습니다. 그보다 길어지면 수면이 너무 깊어져서 뇌는 계속 자려고 하는 성질이 있기 때문에 개운하게 잠에서 깨기 어려워집니다. • 시마다 가즈유키

9

식사에 대한 궁금증 34가지

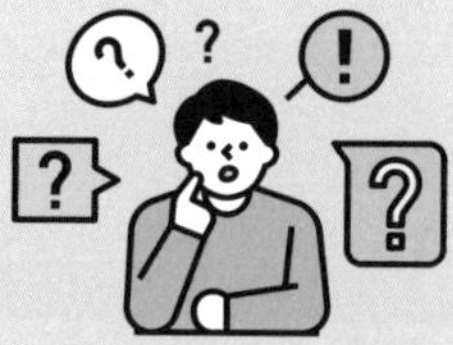

98 고혈압 대책 중 식사 개선은 무엇부터 해야 할까요?

고혈압 예방과 치료에서 중요한 식사 개선은 첫째가 염분 줄이기, 둘째는 칼로리 조절입니다. 염분은 식사를 통해 섭취하는 나트륨의 양을 말합니다. 식염의 주성분인 염화나트륨을 과다 섭취하면 혈액 속 나트륨 농도가 높아집니다. 우리 몸에는 높아진 염분 농도를 희석하여 균형을 맞추려고 하는 작용이 있기 때문에 혈관 밖에서 안으로 수분을 들여 혈액량이 증가합니다. 혈액량이 증가하면 심장이 강한 힘으로 혈액을 밀어 보내게 되고 혈관에 가해지는 압력이 높아지기 때문에 혈압이 상승합니다. 고혈압 대책으로 염분 줄이기를 중시하는 이유가 여기 있습니다.

한편 지질이나 당질이 많고 칼로리가 높은 식사는 나쁜 콜레스테롤이 많다는 점이 문제입니다. 고혈압·고혈당·흡연의 영향으로 손상된 혈관의 내피세포에 나쁜 콜레스테롤이나 지질이 들어가면 동맥경화를 일으키고 고혈압이 더욱 악화됩니다. • 시마다 가즈유키

Q 99 염분을 줄이는 게 의미가 없다는 이야기도 들었는데 정말인가요?

식염을 섭취하면 혈압이 높아지지만 개인차가 크고, 같은 양의 염분을 섭취해도 혈압이 오르기 쉬운 사람과 잘 오르지 않는 사람이 있습니다. 식염을 섭취하면 혈압이 오르기 쉬운 것을 '식염감수성'이라고 하는데, 집단으로 보았을 때 아프리카계 미국인이나 고령자, 당뇨환자 중에 식염감수성이 높은 사람이 많다고 합니다.

염분을 줄였을 때 혈압 강하 효과가 큰 사람은 이 유형일 가능성이 있는데 확실하게 판정할 방법은 없습니다. 유전자 수준의 연구가 이루어지고 있지만 식염감수성이 높은지 아닌지를 미리 아는 방법은 지금으로서는 없기 때문입니다. 일본인은 식염감수성이 비교적 높다고 하는데 그래도 감수성이 높은 사람은 20퍼센트 정도로 보입니다.

일본인의 대부분은 나이, 성별에 관계없이 식염을 하루 6g 이상 섭취하면 혈압이 상승하는 것이 밝혀졌습니다. 염분을 줄이면 혈압을 확실하게 낮추는 효과를 얻을 수 있고 유해한 영향은 없으니 염분을 줄이는 것은 의미가 있습니다. 식염감수성과 관계없이 누구에게나 '염분은 혈압을 높인다'는 점을 마음에 새기고 염분을 줄이려 노력하는 게 좋습니다. • 이치하라 아쓰히로

Q 100 염분을 과다 섭취하면 당뇨병에 걸리기도 쉬운가요?

일본의 당뇨환자 중 90퍼센트 이상을 차지하는 2형 당뇨병은 과식과 운동 부족 등 잘못된 생활습관으로 인해 생깁니다. 음식에서 흡수한 포도당을 에너지로 이용하는 데 필요한 호르몬인 인슐린의 양이 부족하거나 작용이 나빠지기 때문에 포도당이 혈액 속에 들러붙어 혈당 수치가 높아지는 병입니다.

염분 자체는 혈당이나 인슐린에 직접 영향을 주지는 않습니다. 하지만 염분을 과다 섭취하면 고혈압과 비만을 초래하고 그 결과 인슐린이 작용하기 어려워져서, 당뇨병이 될 리스크가 높아집니다. 즉 염분 섭취량과 당뇨병이 생길 리스크에는 상관관계가 있습니다. 식염 섭취량이 2.5g 늘어나면 2형 당뇨병이 생길 리스크가 65퍼센트 상승한다는 연구도 있습니다.*

한편 당뇨병으로 인해 혈당이 높은 상태가 계속되면 신장기능이 저하되어 신장에서 염분과 수분 배출이 줄어들어서 혈액량이 증가하고 고혈압이 되기 쉽습니다. 실제로 당뇨병인 사람 중 약 40~60퍼센트는 고혈압이기도 합니다. • 이치하라 아쓰히로

* 출처: 스웨덴 카롤린스카 연구소 환경의학연구소, 35세 이상의 2형 당뇨병 환자 1,136명과 대조군의 데이터를 비교 연구

Q 101 염분을 줄이려고 몇 번이나 노력해봤지만 오래가지 못합니다. 좋은 방법이 없을까요?

싱겁게 먹겠다고 마음먹어도 갑자기 자신의 의지대로 모든 환경을 바꾸기도 어려울뿐더러 오래 지속하기도 힘듭니다. 우선은 집에서 식사할 때 스스로 간을 조절할 수 있으니 조금씩 덜 짜게 만들어 서서히 익숙해지도록 합니다. 그러려면 자주 먹는 식품과 조미료에 얼마만큼 염분이 함유되어 있는지를 파악해둘 필요가 있습니다. 식품의 '식염상당량'은 반드시 확인해둡니다(Q106 참조).

신장병으로 칼륨을 제한해야 하는 처지가 아니라면 칼륨이 풍부한 식품(채소, 감자나 마, 과일 등)을 많이 먹는 방법도 있습니다. 칼륨은 나트륨을 소변으로 체외에 배출하는 작용이 있어 '섭취한 염분'을 '나중에 내보내는' 효과를 기대할 수 있습니다. • 이치하라 아쓰히로

염분 줄이는 요령

- 신선한 식재료를 사용해서 본연의 맛을 살린다.
- 향신료, 향이 있는 채소, 과일의 산미를 이용한다.
- 염분이 적은 조미료를 사용한다(식초, 저염 조미료 등).
- 된장국은 건더기를 많이 넣는다.
- 외식이나 가공식품을 멀리한다.
- 절임류를 삼간다.
- 식탁에서는 간을 확인한 후 조미료를 넣는다.
- 면류의 국물은 남긴다.

* 출처: 일본고혈압학회 감염위원회 자료에서 인용하여 작성.

Q 102 염분은 무엇부터 제한하는 게 좋을까요?

식사할 때 식탁에 간장이나 소금, 소스 따위를 따로 두고 각자 원하는 대로 음식에 넣는 습관이 있는 집도 많을 것입니다. 일본인이 어떤 음식에서 염분을 섭취하고 있는지 조사한 결과를 보면, 염분 섭취량의 약 40퍼센트를 조미료에서 섭취한다는 것이 확인되었습니다. 조미료로 섭취하는 염분은 나머지 60퍼센트인 가공식품이나 식품 자체에 이미 들어 있는 염분과는 달리 스스로 조절할 수 있어서 제한하기 쉽습니다.

자기 앞에 놓인 음식에 소금이나 간장을 자꾸 추가하는 사람은 단순히 습관 때문에 하는 행동일 뿐 사실 소금 간의 농도에 민감하지는 않다는 조사 결과도 있습니다. 요리에 쓰는 조미료를 줄여서 염분을 줄이는 것도 필요하지만 우선 '소금부터 넣는 습관'과 '간장을 추가하는 습관'부터 바꿔 저도 모르게 쓰던 염분을 줄인다면 자연스럽게 염분을 줄이는 첫 걸음이 될 것입니다. • 와타나베 요시히코

일본인의 식염 섭취원

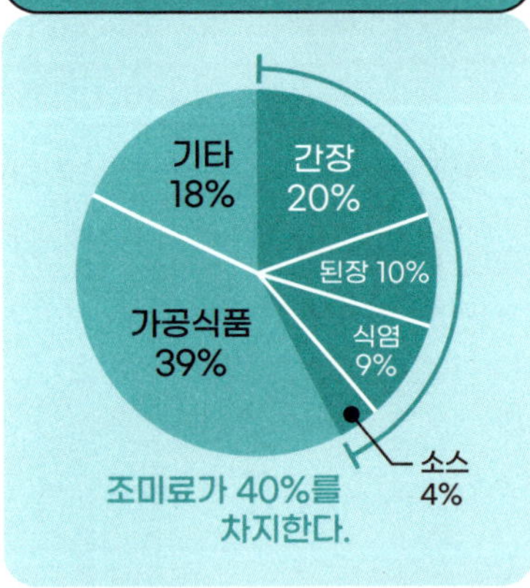

Q 103 조미료를 줄이려면 어떤 요령이 있을까요?

조미료를 많이 쓰는 습관을 바꾸려면 평소에 하던 행동을 아주 살짝 바꿔보는 것부터 시작하면 됩니다.

1 조미료를 넣기 전에 우선 한입 먹어본다.

자기 앞에 나온 음식을 맛보지도 않고 간장이나 소금을 넣는 습관이 밴 사람은 우선 아무 것도 넣지 말고 한입 먹어봅니다. 보통은 소스를 추가해서 먹는 음식이라도 조리 과정에서 맛이 배어 있어 의외로 짭짤해지기도 합니다. 우선 음식 맛부터 보는 습관을 들이면 도움이 됩니다.

2 조미료를 음식에 넣지 않고 먹는다.

예를 들어 간장이라면 음식 위에 뿌리지 말고 종지에 담아 찍어서 먹습니다. 사용하는 양이 훨씬 줄어듭니다.

3 천천히 먹는다.

잘 씹어서 천천히 먹으면 음식의 감칠맛이나 단맛을 느끼게 되어 만족감을 얻을 수 있습니다. 그리고 잘 씹어서 먹으면 만복감을 빠르게 느낄 수 있어 과식을 방지할 수도 있습니다.

4 맛에 강약을 둔다.

메인 요리에는 확실하게 진한 맛이 나도록 하고, 그 외의 음식은 심심하게 만들면 전체적으로 염분이 줄어도 만족감을 느낄 수 있습니다. 덮밥 같은 일품요리를 조금 만들고 염분이 적은 샐러드나 초무침 같은 것을 곁들이는 등 방법을 궁리해볼 수 있습니다.

5 국물, 향이 있는 채소, 향신료 등을 활용한다.

감칠맛이 있으면 간이 약해도 맛있게 느낄 수 있으니 국물은 약간 진하게 내도 됩니다. 또 향이 강한 시소나 생강 같은 향이 있는 채소나 허브 그리고 향신료를 이용하여 맛에 악센트를 주는 것도 좋습니다.

6 저염 조미료를 사용한다.

드레싱이나 소스에 산미를 더하고 소금과 간장 사용량을 줄이면 맛있게 염분을 줄일 수 있습니다. 식초 외에 레몬이나 영귤 같은 감귤류를 사용하면 향까지 더해져 한층 좋습니다. 또 멸치나 다시마 육수를 섞어 염분을 줄인 다시간장이나, 염화나트륨 함량을 줄인 간장과 된장 등 시판하는 저염 조미료를 사용하는 방법도 있습니다.

• 와타나베 요시히코

Q 104 간장이나 소금을 어느새 많이 넣게 돼요. 무슨 대책이 없을까요?

일반적인 식탁용 양념통은 살짝만 기울여도 생각보다 많이 쏟아집니다. 시험 삼아 빈 그릇에 평소처럼 간장이나 소금을 뿌려보세요. 아마도 깜짝 놀랄 양이 나올 것입니다.

식탁에는 되도록 조미료를 두지 않는 편이 좋지만 그게 어렵다면 조미료 용기를 바꾸는 방법이 있습니다.

간장통이라면 한 방울씩 나오는 것이나 스프레이형 용기가 있습니다. 소금통은 구멍이 작은 것으로 바꾸거나 구멍 절반을 테이프 등으로 막는 방법도 있습니다. • 와타나베 요시히코

식탁에서 염분을 줄이는 방법

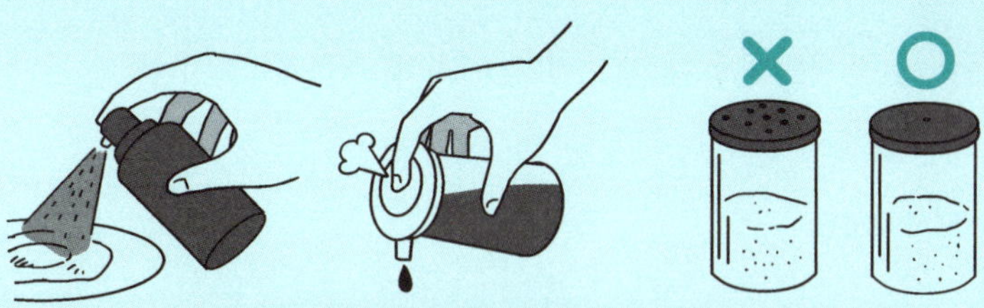

한 방울씩 나오는 통이나 스프레이형 간장통을 사용한다.
구멍 개수가 적은 소금통을 쓴다. 구멍 절반을 테이프로 막아도 좋다.

Q 105 염분을 줄일 수 있다는 '거품간장'은 어떻게 만드나요?

무스 형태의 '거품간장'은 염분을 줄였는데도 간장 맛이 충분히 느껴진다고 화제입니다. 물로 5배 희석한 간장을 거품 내는 것이어서 그대로 먹는 간장에 비하면 함유된 염분이 훨씬 적어집니다. 그리고 무스 형태로 거품을 냈기 때문에 입에 넣을 때 혀에 닿기 쉬워 맛을 오래 느낄 수 있어 더 진하게 느껴집니다. 식품 위에 살짝 얹어 장식할 수 있는 것도 장점입니다. 흘러내려 괜한 것까지 적시지 않기 때문에 사용량을 줄일 수도 있습니다. 물을 더해 거품을 내기만 하면 만들 수 있는 가루형 제품이나 셰이빙크림처럼 용기를 누르면 거품 형태의 간장이 나오는 제품도 시판되고 있는데 선호하는 간장을 사용해 직접 만들 수도 있습니다.

재료는 간장(가열처리한 것), 물, 젤라틴입니다. 거품기나 휘퍼를 사용하는데 전동핸드믹서가 있으면 간편하게 거품을 낼 수 있습니다. 만든 후 냉장고에 보관하고 가능한 한 빨리 사용해야 합니다.

• 와타나베 요시히코

거품간장 만드는 법

재료
거품간장 300ml 분량

간장(가열처리된 것*) —— 2작은술
물(육수도 가능) —— 40ml
가루 젤라틴 —— 1g
*80℃ 물 —— 20ml
*얼음물

1 젤라틴에 80℃(끓어오르지 않는 정도의 뜨거운 물)의 물을 20ml 부어 잘 녹인다.

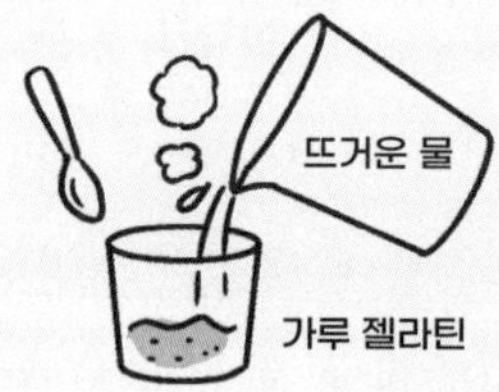

2 볼에 간장과 물을 넣어 섞는다.

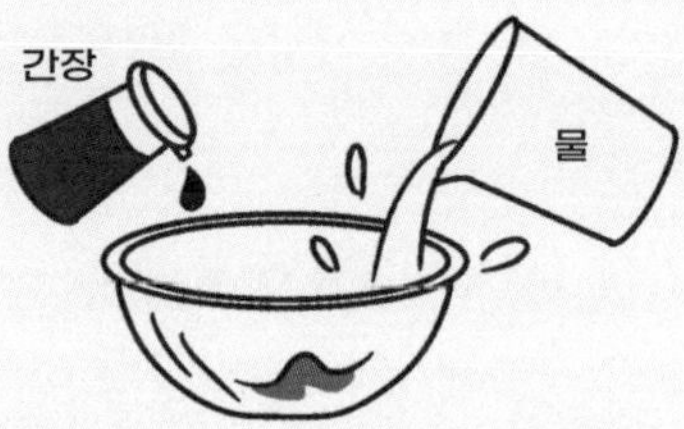

볼은
스테인리스나
유리로 된 것을
사용한다.

3 젤라틴을 넣어 가볍게 2분 정도 거품을 낸다.

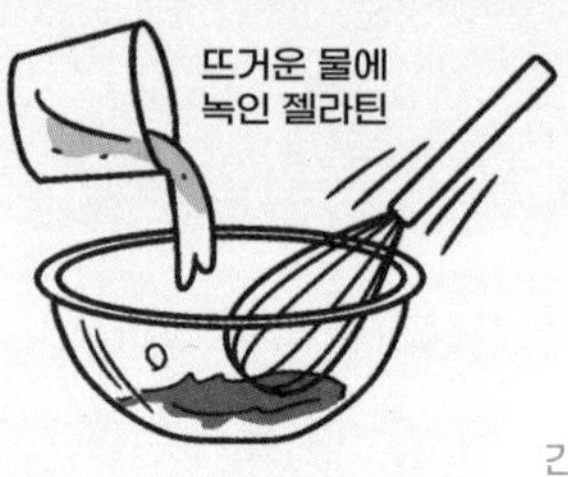

4 볼 바닥이 얼음물을 넣은 다른 볼에 닿게 한 상태로 다시 1분 동안 거품을 낸다.

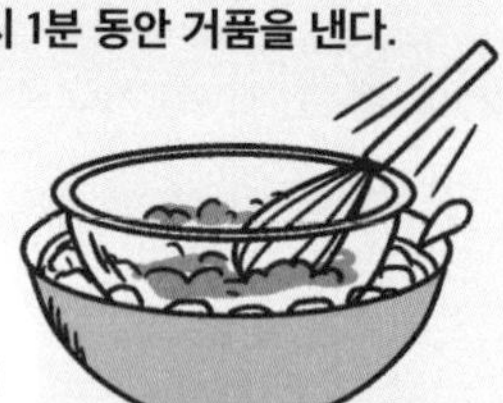

비가열
간장을 사용하는
경우에는 처음부터
얼음물에 바닥이
닿게 할 것

완성!
냉장고에 보존하고
빠른 시일 내에
사용할 것

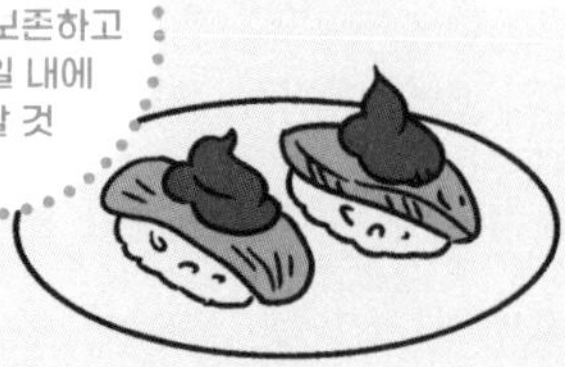

*비가열 간장을 사용할 때 함유된 효소의 작용으로 거품이 꺼지기 쉽다. 효소의 작용을 억제하기 위해 처음부터 얼음물로 차갑게 한다.

Q 106 식품의 염분 표시는 어떻게 보면 되나요?

일본에서는 2020년 4월 이후에 제조된 일반 소비자용 가공식품에는 영양성분 표시를 의무화했습니다. 100g당 에너지, 단백질, 지질, 탄수화물, 식염상당량, 이 다섯 가지 항목은 반드시 표시하고 있으니 이것을 보면 그 식품에 함유된 식염량을 알 수 있습니다(1회 섭취시의 표준량을 병기한 것도 있다. 신선식품은 임의로 표시함). 이것은 일본고혈압학회가 식품의 영양성분 표시를 의무화하여 나트륨이 아니라 '식염상당량' 표시를 하도록 관계 부처를 움직여서 실현한 것입니다.

다만 2020년 3월까지 제조된 식품에는 '식염상당량'이 '나트륨'으로 표시되어 있기도 합니다. 그 경우는 다음 페이지의 식을 사용해서 식염상당량으로 환산할 수 있습니다. 나트륨 400g이면 대략 식염 1g이 됩니다.

식염상당량 표시를 볼 때의 포인트는 그 식품이 '실제로 어느 정도의 양이 내 입에 들어갈까'를 생각하는 것입니다. 예를 들면 '한 팩에 260g씩 2인분'인 스파게티 미트소스의 식염상당량이 100g당 2g이라면 1인분의 소스양은 130g이고 100g의 1.3배이므로 2g × 1.3, 즉 2.6g이 되어 100g당 식염상당량 표시 2g보다 많아집니다.

외식이나 테이크아웃 식품의 경우는 영양성분을 공개하는 점포도 있으므로 확인해둡니다. 공개되지 않았더라도 자주 먹는 음식의 대략적인 염분량을 알아두어 한 끼에 먹는 염분이 가능한 한 적어지는 방법을 선택하는 게 필요합니다. • 이치하라 아쓰히로

식품이나 요리에 함유되는 식염량 예시

컵라면 1개(100g)	5.5g	매실장아찌(우메보시) 1개(10g)	2.0g
유부우동 1인분	5.3g	햄 3장(60g)	1.5g
초밥 1인분(간장 포함)	5.0g	된장국 1그릇	1.5g
카레라이스 1인분	3.3g	유부초밥 2개	1.4g
마파두부 1인분	3.0g	전갱이 구이 1개(60g)	1.2g
고등어된장조림 1인분	2.5g	주먹밥 1개(명란, 106g)	1.2g

* 이 숫자는 어디까지나 기준값이며 가게, 제품, 조리방법 등에 따라 차이가 있음.
* 출처: 일본고혈압학회 염분줄이기위원회 자료, 여자영양대학출판부, 《매일의 식사 칼로리 가이드》(개정판)에서 발췌함.

영양성분 표시의 예

영양성분 표시 100g당	
에너지	115kcal
단백질	4.1g
지질	5.0g
탄수화물	13.5g
식염상당량	2.0g

이 상품 1팩이 260g이고 2인분인 경우, 1인분은 130g으로 100g의 1.3배이므로, 1인분의 실제 식염상당량은 2.0g × 1.3 = 2.6g

나트륨에서 식염상당량으로 환산식

$$\text{식염상당량(g)} = \frac{\text{나트륨량 (mg)} \times 2.54}{1000}$$

예) 나트륨 3.5g 이라고 표시된 경우
3500mg × 2.54 ÷ 1000 = 8.89(g)

Q 107 염분 섭취량을 간편하게 관리하는 방법은 없나요?

자신의 염분 섭취량을 객관적으로 평가하는 것은 꽤 어려운 일이지만 '염분 체크시트(151쪽)'를 이용하면 염분 섭취 경향을 쉽게 알아볼 수 있습니다. 된장국, 절임 같은 고염분 식품 7항목을 먹는 빈도, 먹는 방법이나 가정의 식사 경향 등의 질문에 답하면 염분을 줄이는 포인트를 알 수 있게 됩니다. • 이치하라 아쓰히로

Q 108 저염 제품에는 어떤 것이 있나요?

저염 제품이란 식염의 주성분인 염화나트륨의 함유량을 억제한 제품을 말합니다. 간장, 된장, 드레싱, 소스, 화학조미료까지 저염 제품이 나와 있고, 소금도 염화나트륨 함유량을 절반 정도로 줄인 제품이 있으며, 간장이나 된장 등 일상적으로 쓰이는 저염 조미료는 마트에서도 비교적 쉽게 구할 수 있습니다. 다만 저염 조미료는 염화나트륨 대신 염화칼륨을 첨가한 것이 있으므로 신장병 때문에 칼륨을 제한해야 하는 사람이라면 성분을 잘 확인하고 주치의와 상담해 구매하면 됩니다.

육류 가공품(햄, 소시지, 베이컨, 육포 등), 절임, 쓰쿠다니(작은 생선이나 조개 등을 짭짤하고 달달하게 조린 밑반찬—옮긴이), 즉석면, 센베과자 등 평소라면 염분이 많아 포기했던 식품에도 염분을 줄인 제품이 많이 나오고 있습니다. • 이치하라 아쓰히로

염분 체크시트(견본)

당신의 염분 체크시트

해당하는 항목에 ○ 표시를 하고
마지막으로 합계점수를 계산하십시오.

년 월 일 나이: 세 성별: 남 / 여

		3점	2점	1점	0점
이 식품을 고르는 빈도	된장국 등 장국	하루 2그릇 이상	하루 1그릇	2,3회/주	별로 먹지 않음
	절임, 장아찌 등	하루 2회 이상	하루 1회	2,3회/주	별로 먹지 않음
	어묵		자주 먹음	2,3회/주	별로 먹지 않음
	반건조 또는 소금에 절인 생선구이		자주 먹음	2,3회/주	별로 먹지 않음
	햄이나 소시지		자주 먹음	2,3회/주	별로 먹지 않음
	우동, 라면 등 면류	거의 매일	2, 3회/주	1회/주 이하	별로 먹지 않음
	센베과자, 포테이토칩		자주 먹음	2,3회/주	별로 먹지 않음
간장이나 소스를 첨가하는 빈도는?		자주 첨가 (거의 매일)	매일 1회는 첨가	때때로 첨가	거의 첨가하지 않음
우동과 라면 국물을 마시나요?		전부 마심	반 정도 마심	조금 마심	거의 마시지 않음
점심으로 외식이나 편의점 도시락을 이용하나요?		거의 매일	3회/주	1회/주	이용하지 않음
저녁을 사먹나요?		거의 매일	3회/주	1회/주	이용하지 않음
집밥의 간은 외식과 비교해서 어떤가요?		진함	비슷함		싱거움
식사량이 많나요?		남보다 많다		보통	남보다 적다
○의 개수		3점 × 개	2점 × 개	1점 × 개	0점 × 개
소계		점	점	점	점
합계점					점

체크	합계점	평가
	0~8	식염을 많이 섭취하고 있지 않습니다. 계속 유지하세요.
	9~13	식염 섭취량이 평균적입니다. 섭취량을 조금 더 줄이면 좋습니다.
	14~19	식염 섭취량이 많은 편입니다. 식생활에서 줄일 수 있는 방법을 찾아보세요.
	20이상	식염 섭취량이 상당히 많습니다. 기본적인 식생활 개선이 필요합니다.

의료진의 코멘트:

Q 109 칼륨을 섭취하면 고혈압의 위험성을 줄일 수 있다는 게 정말인가요?

통상 혈액 속의 나트륨(염분) 농도는 거의 일정하지만 염분을 과다 섭취하면 농도가 올라갑니다. 몸은 나트륨을 묽게 하려고 수분을 혈관 내로 흡수시켜 결과적으로 혈액량이 늘어나서 심장이 활발하게 움직이기 때문에 혈압이 높아집니다.

염분을 과도하게 섭취하면 목이 마른데 수분을 많이 섭취하더라도 혈액량이 늘어서 혈압이 올라갈 뿐 여분의 나트륨은 배출되지 않습니다. 염분을 과도하게 섭취하여 물을 많이 마신 후 얼굴 등이 붓는 것은 이런 이유입니다.

그때 칼륨을 섭취하면 나트륨이 신장에서 재흡수되는 것을 막을 수 있기 때문에 여분의 나트륨을 소변과 함께 배출할 수 있습니다.

미국 대학의 순환기질병 연구에 따르면 칼륨 섭취량을 하루 1.6g 늘리면 뇌졸중 리스크가 21퍼센트 감소한다고 합니다.* 그러니 칼륨을 풍부하게 함유한 채소나 과일을 매일 식사에 포함시키는 게 도움이 됩니다. • 이치하라 아쓰히로

* 출처: Mente A, O'Donnell MJ, Rangarajan S, McQueen MJ, Poirier P, Wielgosz A, Morrison H, Li w, Wang X, Di C, Mony P, Devanath A, Rosengren A, Oguz A, Zatonska K, Yusufali AH, Lopez-Jaramillo P, Avezum A, Ismail N, Lanas F, Puoane T, Diaz R, Kelishadi R, Iqbal R, Yusuf R, Chifamba J, Khatib R, Teo K, Yusuf S; PURE Investigators. 2014 Association of urinary sodium and potassium excretion with blood pressure.; N Engl J Med 2014 Aug 14;371:601-11.

Q 110 현대인은 칼륨이 부족하다고 하는데 왜 그런가요?

일본 후생노동성이 발표한 《일본인의 식사 섭취 기준》(2020년)에 따르면, 칼륨의 목표량은 성인 남성은 3,000mg, 여성은 2,600mg입니다. 하지만 《국민 건강·영양 조사》(2018년, 후생노동성)에 따르면, 실제 하루 섭취량 평균은 20세 이상 남성이 2,454mg, 여성은 2,282mg으로 부족한 상태입니다.

칼륨은 수용성이어서 찌거나 삶는 가공과정에서 빠져나갑니다. 채취하거나 수렵한 식재료를 거의 가공하지 않은 채 먹던 원시시대에는 칼륨 섭취량도 많았을 것입니다. 그에 비해 현대인은 가공식품을 이용하는 경우가 많기 때문에 칼륨 섭취량이 적어져 원시시대의 16분의 1 정도로만 섭취하고 있다고 합니다. 칼륨 부족인 상태로 염분 섭취량이 많은 생활을 계속하면 염분이 충분히 배출되지 않아 고혈압을 초래하게 됩니다.

신장병이 아니라면, 염분 배출이 쉬워지도록 나트륨 대비 칼륨은 두 배를 섭취하는 것이 좋습니다. • 이치하라 아쓰히로

Q 111 칼륨을 효율적으로 섭취할 수 있는 식재료를 알려주세요

칼륨은 채소, 과일, 감자와 마, 콩류, 해조류에 많이 함유되어 있습니다. 다만 효율적으로 칼륨을 섭취하려면 먹을 때의 상태와 양에 주의해야 합니다.

다음 표는 모두 칼륨이 많은 식품인데 먹을 수 있는 부분 100g에 대한 칼륨의 양을 비교한 것입니다. 예를 들면 아몬드 100g에 들어 있는 칼륨 양이 760mg인데, 이것을 실제 양으로 바꾸면 아몬드 100알 정도에 상당하고 칼로리는 약 600kcal나 되어 현실적이지 않습니다. 실제로 먹는 표준적인 양으로 칼륨을 많이 섭취할 수 있는 것은 채소나 마, 감자 등입니다. • 이치하라 아쓰히로

칼륨이 많은 식품

식품	칼륨	식품	칼륨
풋콩(삶은 것)	490	바나나	360
시금치(데친 것)	490	낫토(끈적한 것)	660
양상추(생)	490	아몬드(건조)	760
단호박(찜)	430	땅콩(건조)	740
죽순(삶은 것)	470	가리비	380
토란(삶은 것)	560	다시마(건조)	6,100
감자(찐 것)	420	다시마 육수	160
참마	590	톳(건조)	6,400
아보카도	720	톳(삶은 것)	160

* 먹을 수 있는 부분 100g당 칼륨의 양(단위: mg)
* 출처: 일본문부과학성, 〈식품성분 데이터베이스〉의 자료를 바탕으로 작성함.

Q 112 비만이나 당뇨병에도 칼륨이 풍부한 과일을 먹는 게 좋을까요?

비만이나 당뇨병인 사람은 식품에 함유된 당질의 양과 칼로리에도 주의해야 합니다. 과일에는 과당이 함유되어 있어서 많이 먹으면 열량이 초과될 수 있습니다.

구체적으로 보면, 과일로 섭취하는 열량은 하루에 80kcal 정도를 기준으로 합니다. 바나나라면 중간 크기 한 개, 사과라면 반 개 정도입니다. • 이치하라 아쓰히로

과일 80kcal 분에서 흡수되는 칼륨의 양

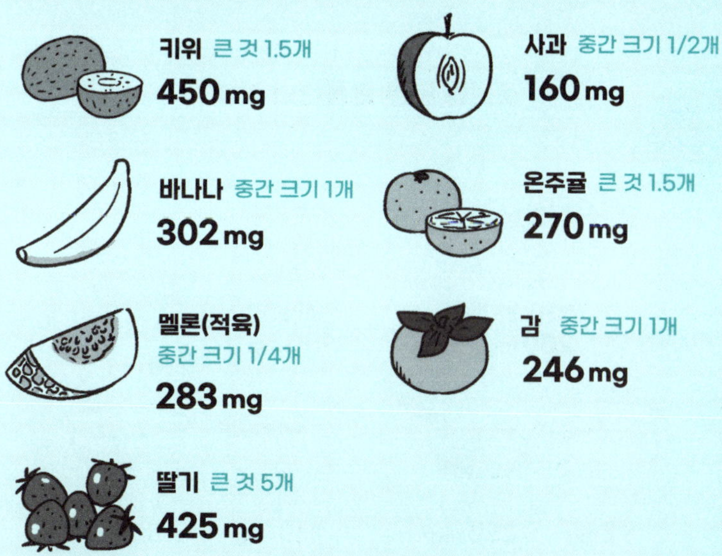

* 출처: 일본문부과학성,《일본 식품 표준 성분표》(2015년)를 바탕으로 작성함.

Q 113 칼륨을 효과적으로 섭취할 수 있는 조리법이 있나요?

칼륨은 수용성이어서 찌고, 삶고, 물에 담그는 조리로 그 성분이 빠져나갑니다. 채소를 씻을 때도 재빠르게 마쳐야 합니다.

날것으로 먹는 것이 이상적이지만 그러기 힘든 채소는 찌거나 전자레인지로 가열하면 칼륨 손실이 적습니다. 찔 때는 가능한 한 삶은 물도 국물로 마시는 것이 좋습니다. 기름에 볶는 조리법도 칼륨 손실이 적고 부피가 줄어들기 때문에 많이 먹을 수 있습니다. 다만 기름 사용량을 적게 하여 칼로리가 높아지지 않도록 하십시오. 또 채소나 과일은 대개 껍질에 칼륨이 많으니 가능한 한 껍질도 버리지 않는 것이 좋습니다. • 이치하라 아쓰히로

조리에 따른 칼륨양의 변화

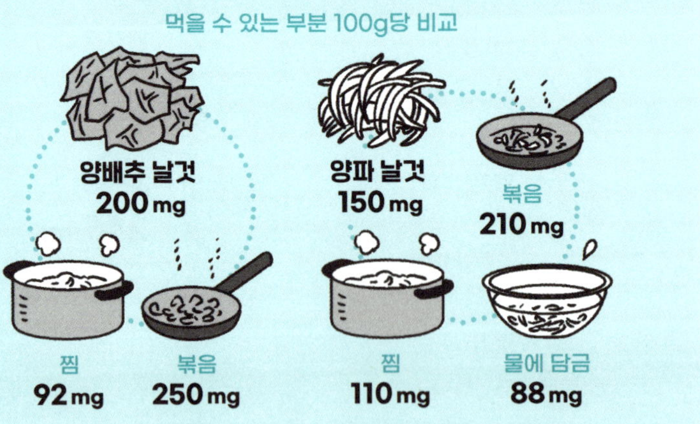
먹을 수 있는 부분 100g당 비교
양배추 날것
200 mg
찜
92 mg
볶음
250 mg
양파 날것
150 mg
볶음
210 mg
찜
110 mg
물에 담금
88 mg

* 출처: 일본문부과학성, <식품성분 데이터베이스>를 바탕으로 작성함.

Q 114 흔히 먹는 것 중에 염분 배출을 촉진하는 식품이 있을까요?

염분을 몸 밖으로 배출하는 데 도움이 되는 영양소로는 칼륨, 마그네슘, 칼슘이 있습니다. 칼륨이 많은 식재료는 채소, 과일, 콩이나 옥수수, 호밀 같은 곡물, 해조류, 곤약입니다. 다만, 신장병이 있어서 칼륨을 제한해야 하는 사람은 칼륨 섭취량이 제한량을 넘지 않도록 주의해야 합니다.

마그네슘과 칼슘은 칼륨의 염분 배출 효과를 높입니다. 대두와 견과류, 버섯, 해조류 등에 많은 마그네슘에는 칼륨과 나트륨의 균형을 조정하고 혈관을 넓혀 혈압을 안정시키는 작용이 있습니다. 유제품이나 작은 생선, 참깨 등에 많이 함유된 칼슘에는 혈압을 상승시키는 호르몬을 억제하는 작용이 있습니다.

칼륨, 마그네슘, 칼슘, 이 세 가지를 쉽게 섭취할 수 있는 대표적 식재료는 낫토입니다. 식이섬유도 풍부하고 변비 해소와 다이어트에도 도움이 됩니다. 다만 혈전을 예방하는 항응고제 와파린을 복용하고 있는 사람은 낫토가 약의 효과를 떨어뜨리니 삼가야 합니다.

• 시마다 가즈유키

Q 115 DASH 식단은 어떤 식사법인가요?

DASH 식단이란 Dietary Approaches to Stop Hypertension의 약자로 '고혈압을 방지하는 식사법'이라는 의미입니다. 미국에서 고혈압 예방과 개선을 위해 추천되었고 일본고혈압학회《고혈압 치료 가이드라인 2019》에도 혈압 강하 효과를 기대할 수 있는 식사법으로 실려 있습니다. 그 내용은 염분과 탄수화물 섭취량을 줄이고, 포화지방산이나 콜레스테롤 섭취량을 줄이며, 염분 배출에 도움이 되는 세 가지 미네랄 '칼륨, 칼슘, 마그네슘'과 식이섬유를 충분히 섭취하는 것입니다.

다만 원래 서구인을 대상으로 하는 방법이어서 우리 실정에 맞지 않는 부분도 있습니다. 우리 실정에 맞게 DASH 식단을 실천하는 요령을 살펴보겠습니다. 다만 식사에 특별히 주의해야 하는 당뇨병이나 신장병이 있는 사람은 반드시 의사와 상담 후 진행하는 게 좋습니다.

1 극단적인 당질 제한을 피한다

DASH 식단에서는 탄수화물 제한을 추천하고 있지만 밥알 한 톨 먹지 않는 극단적인 당질 제한은 삼가야 합니다. 쌀을 중심으로 한 우리 식생활에서는 서구형 당질 제한을 그대로 실천하기도 어렵고, 에너지 부족이나 몸의 산성화 등을 초래하여 위험한 경우도 있으니 양을 조금 줄이는 정도로 하는 게 좋습니다. 밥은 염분을 함유하지 않은 유일한 주식이기도 합니다.

2 식이섬유가 많은 식품을 먼저 먹는다

식사할 때는 맨 처음에 식이섬유가 많은 채소나 버섯, 해조류를 먹도록 합니다. 장에서 당질이나 지질 흡수를 억제하는 외에 만복감도 얻을 수 있어서 밥 양을 줄여도 만족감이 있는 식사를 할 수 있습니다.

3 단백질을 챙겨 먹는다

혈관을 포함한 인체를 구성하는 세포의 원료가 되는 것은 단백질입니다. 단백질은 혈관을 넓히는 작용이 있는 NO의 원료이기도 합니다(Q141 참조). 특히 고령자는 단백질이 부족해지기 쉬우니 의식적으로 육류, 생선, 대두 제품, 유제품 등을 많이 섭취하도록 하십시오. 다만 고기의 지방 부위나 유지방분에는 나쁜 콜레스테롤을 늘리는 포화지방산이 많으니 붉은 고기나 저지방 유제품을 이용하십시오.

4 다가 불포화지방산을 함유하는 기름을 섭취한다

EPA(에이코사펜타엔산), DHA(도코사헥사엔산)은 모두 불포화지방산의 일종으로, 동맥경화를 예방 및 개선하는 효과가 있고 등푸른생선에 풍부하게 들어 있습니다. 올리브유, 아마인유 등에 들어 있는 알파-리놀렌산도 체내에서 EPA나 DHA로 변환됩니다. • 시마다 가즈유키

Q 116 '지중해식 식단'이 고혈압에 좋다고 들었는데 어떤 식사법인가요?

지중해식 식단은 지중해 연안의 이탈리아, 스페인, 그리스 같은 나라의 전통적인 식사를 가리키는데, 유네스코(국제연합 교육과학문화기관) 무형문화유산으로도 지정되어 있습니다.

올리브유를 많이 사용하고 어패류를 풍부하게 쓰는 것이 특징이며, 다가 불포화지방산(알파-리놀렌산이나 EPA, DHA* 등)이 많이 포함되어 그 작용으로 중성지방을 줄이는 효과가 있다고 하여 주목받고 있습니다. 중성지방을 줄임으로써 동맥경화를 예방하고, 혈압을 낮추는 효과도 기대할 수 있습니다. 지중해식 식단이 건강에 얼마나 영향을 주는지에 대해서는 다수의 연구가 이루어졌습니다. 프랑스에서는 심근경색을 일으킨 적이 있는 사람들을 평소처럼 식사하는 그룹과 지중해식 식단으로 바꾼 그룹으로 나누어 연구 조사한 결과, 5년 후에는 지중해식 식단을 섭취한 그룹이 심근경색에 의한 사망률이 더 낮아졌다는 결과가 나왔습니다.

• 이치하라 아쓰히로

지중해식 식단의 특징

- 식물성 식품이 풍부하다. (과일, 채소, 빵, 그 밖의 곡물 제품, 콩류, 견과류)
- 가공을 많이 하지 않고 신선한 재료, 그 지역에서 재배된 식품을 이용한다.
- 디저트는 신선한 과일이나 견과류 과자 등을 선택한다.
- 식사에 쓰이는 지질은 주로 올리브유를 사용한다.
- 소량~중량의 유제품을 섭취한다. (주로 치즈와 요구르트)
- 달걀은 주 4개 미만을 섭취한다.
- 붉은 육류는 많이 먹지 않는다.
- 식사와 함께 소량~중량의 와인을 마신다.

* 출처: Serra-Majem L, et al., Public Health Nutr 2004; 7: 927-9.

* EPA: 에이코사펜타엔산, DHA: 도코사헥사엔산

지중해식 식단의 푸드 피라미드

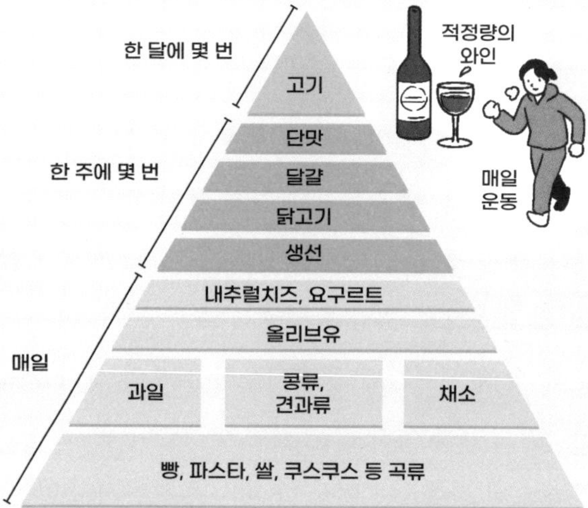

지중해식 식단과 심근경색으로 인한 사망률의 관계

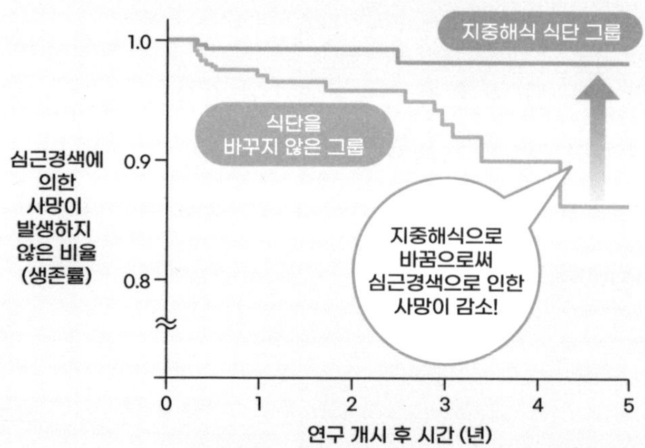

* 출처:De Lorgeril, Michel, et al., Mediterranean alpha-linolenic acid-rich diet in secondary prevention of coronary heart disease, Lancet 1994;343.8911:1454-1459.

117 고혈압인 사람은 식후에 뭘 먹는 게 좋을까요?

녹차나 커피에는 카페인이 들어 있어서 마신 직후에는 혈압이 조금 상승하지만, 카페인에는 혈관을 건강하게 유지하는 효과도 있다고 알려져 있습니다. 또한 녹차나 커피를 매일 5잔 정도 마시면 함유되어 있는 폴리페놀*의 작용으로 혈압을 낮추는 효과도 기대할 수 있습니다. 다만 우유**를 함께 섭취하면 폴리페놀의 작용이 줄어들므로 커피나 홍차를 마신다면 우유를 섞지 않는 것이 좋겠습니다.

매일*** 녹차 한 잔을 1년 이상 마신 사람은 마시지 않은 사람에 비해서 고혈압 발병 위험성이 46퍼센트나 적었다는 보고도 있습니다. 게다가 그 효과는 정상혈압인 사람보다 혈압이 높은 사람에게서 컸습니다. 녹차에 함유된 카테킨(폴리페놀의 일종)은 식사로 먹은 밥이나 고기가 약 8시간 동안 체내에서 흡수되는 것에 비해 훨씬 빠르게, 마신 지 한두 시간이면 75퍼센트가 혈액 속으로 흡수됩니다. 그 때문에 식후에 녹차를 마시면 혈압 상승을 억제하는 효과를 기대할 수 있습니다.

카테킨은 녹차보다는 적지만 우롱차나 홍차에도 함유되어 있습니다. • 이치하라 아쓰히로

* 활성산소 등의 유해물질을 무해하게 하는 작용이 강한 물질
** 출처: 사토 미쓰아키, 〈녹차 카테킨의 기능과 조리 시에 일어나는 구조적 변화〉, 일본조리과학회지 Vol. 40, No. 4, 223~230(2007) [총설]
*** 출처: Yi-Ching Yang, MD, MPH; Feng-Hwa Lu, MD, MS; Jin-Shang Wu, MD; et al., The Protective Effect of Habitual Tea Consumption on Hypertension, Arch Intern Med, 2004;164(14):1534-1540.

Q 118 과자나 주스는 먹어도 괜찮나요?

소량이라면 괜찮지만, 과자와 주스를 먹을 때 감미료에 특히 주의해야 합니다.

단맛 나는 음료나 젤리에 들어가는 감미료로 널리 쓰이는 고과당콘시럽*(과당, 포도당, 액당 등으로 표시된다)에는 혈압을 상승시키는 작용이 있다고 알려져 있습니다. 소프트드링크를 한 잔 마시는 것만으로 최고혈압이 15mmHg, 최저혈압이 9mmHg 상승했다는 보고도 있습니다.

스낵류에 감미료로 쓰이는 감초(한방약에도 쓰이는 생약의 일종)도 고혈압에는 좋지 않은 작용을 합니다. 감초는 체내에 있는 코르티솔이라는 호르몬의 분해를 방해하는 작용이 있습니다. 코르티솔은 염분을 모으는 작용을 하기 때문에 결과적으로 체내에 염분이 쌓이기 쉽습니다. 2주 동안** 감초를 먹으면 동맥경화가 일어나고 혈관기능이 악화되어 맥압(Q36 참조)이 커진다는 연구 결과도 있습니다.

음료나 과자를 선택할 때는 반드시 원재료 표시를 보고 고과당콘시럽이나 감초가 쓰인 것은 피해야 합니다. • **이치하라 아쓰히로**

* 출처: Alice Victoria Klein and Hosen Kiat, The mechanisms underlying fructose-induced hypertension: a review: J Hypertens. volume33(5): 912-920(2015).

** 출처: Elina J. Hautaniemi, corresponding, Anna M. Tahvanainen, Jenni K. Koskela, Antti J. Tikkakoski, Mika Kähönen, Marko Uitto, Kalle Sipilä, Onni Niemelä, Jukka Mustonen, and Ilkka H. Pörsti Voluntar liquorice ingestion increases blood pressure via increased volume load, elevated peripheral arterial resistance, and decreased aortic compliance ; Scientific Reports volume 7, Article number; 10947(2017).

119 단 음식이 먹고 싶을 때는 뭘 먹는 게 좋을까요?

달달한 간식을 먹고 싶어질 때 추천하는 것은 바나나를 사용한 수제 과자입니다. 바나나에는 체내의 과잉 염분을 배출하는 작용이 있는 칼륨이 많이 함유되어 있고, 혈관의 긴장을 풀어주는 세로토닌이라는 호르몬의 재료가 되는 트립토판(아미노산의 일종)이 함유되어 있습니다.

바나나만 먹어도 좋겠지만 바나나에 잘 맞는 시나몬을 첨가하여 상승효과를 노려보세요. 시나몬은 혈관의 내피세포에 있는 'Tie2'라는 물질을 활성화하는 작용이 있어서 모세혈관의 혈류를 개선하는 효과를 기대할 수 있습니다.

머핀 반죽이나 팬케이크에 바나나와 시나몬을 더하여 굽거나 더 간편하게는 바나나를 적당한 크기로 잘라 프라이팬에서 살짝 지지고 마무리로 시나몬을 뿌리면 그것만으로 맛있는 간식이 됩니다.

• 이치하라 아쓰히로

Q 120 당질을 섭취하는 게 문제인가요?

당뇨병을 치료할 때 식사요법으로 밥이나 빵, 면류 등의 탄수화물에 함유된 당질을 제한하는 '당질 제한'을 실시하는 경우가 있습니다. 당뇨병과 고혈압은 상관관계가 있으므로 당질에 대한 대응은 전혀 근거 없는 이야기는 아닙니다. 당뇨병 등으로 혈액 속에 포도당이 들러붙은 고혈당 상태가 계속되면 몸은 그것을 묽게 하여 균형을 맞추려고 하기 때문에, 혈액 속에 수분이 늘고 혈액량도 늘어납니다. 그러면 심장이 강한 힘을 내야만 하므로 혈압이 상승합니다. 한편 고혈당이 계속되면 혈관도 상처 입기 쉬워집니다. 혈관이 손상되면 동맥경화가 진행되고 이것은 고혈압의 원인이 됩니다.

따라서 혈압에 영향을 미치는 고혈당이 될수록 당질을 과잉 섭취하는 것은 추천할 수 없지만, 당뇨병이 아니라면 특별히 당질을 제한할 필요는 없습니다.

다만 비만이 되지 않도록 적당한 에너지양을 유지하는 게 좋습니다. 후생노동성의 《일본인의 식사 섭취 기준》(2020년)에서는 하루에 필요한 에너지는* 30~49세 남성이 2,700kcal, 여성은 2,050kcal이며, 그중 50~65퍼센트를 탄수화물에서 섭취하는 것을 추천합니다.

• 이치하라 아쓰히로

* 신체활동 레벨 II의 경우(보통: 앉아 있는 자세 중심의 업무지만 직장 내에서의 이동이나 서서 하는 작업, 접객 업무 등이 포함되며, 통근, 쇼핑, 집안일, 가벼운 운동 등도 포함됨)

121 우유가 고혈압에 좋다고 하던데 정말인가요?

우유 단백질의 대부분을 차지하는 카제인(유청단백질)은 혈압을 상승시키는 호르몬을 억제하고, 칼륨은 염분 배출을 촉진하여 혈압을 낮추는 데 도움이 되며, 칼슘에는 혈압을 낮추는 효과가 있습니다. 칼슘은 섭취량이 부족하기 쉽지만, 우유를 하루에 200ml 마시면 필요량을 채울 수 있습니다. 우유에는 장에서의 칼슘 흡수를 촉진하는 비타민D도 풍부하게 함유되어 있습니다.

우유에 함유된 미량 미네랄에는 말초혈관을 넓혀 혈류를 좋게 하는 작용이 있습니다. 유당에는 칼슘이나 철분 흡수를 돕는 작용이 있고, 장에서는 유익균의 먹이가 됩니다.

이 효과를 모두 우유 한 잔으로 얻을 수 있습니다. 우유는 고혈압인 사람에게는 반드시 권하고 싶은 음식입니다. 우유를 많이 마신 사람이 마시지 않는 사람에 비해 최고혈압이 10.4mmHg 낮다는 연구 결과도 있습니다. • 이치하라 아쓰히로

122 우유를 마시면 속이 안 좋은데 좋은 방법이 없을까요?

우유를 마시면 속이 부글거리고 설사나 복통을 일으키는 사람은 우유에 함유된 유당(락토오스)을 분해하는 락타아제라는 소화효소가 적은 '유당불내증'일 수 있습니다. 락타아제는 아기 때는 풍부하게 분비되지만, 성인이 되면 적어지는 경우가 있습니다. 이런 사람은 요구르트를 먹으면 됩니다. 요구르트는 발효과정에서 유당 대부분이 유산균에 의해 분해되어 적어졌기 때문에 우유가 맞지 않는 사람도 쉽게 먹을 수 있습니다. 요구르트를 먹으면 유산균이나 비피더스균의 활동으로 장내환경이 정돈되고, 결과적으로 혈압 상승을 억제하는 효과를 기대할 수 있습니다.

일주일 동안 요구르트를 5잔 이상 먹는 여성은 고혈압이 될 리스크가 20퍼센트 감소했다는 미국 하버드대학교 의학부의 연구도 있습니다. 요구르트 같은 발효유에는 유산균이 우유를 발효하는 과정에서 만들어지는 락토트리펩티드도 풍부합니다. 락토트리펩티드는 혈관을 부드럽게 해주어 동맥경화를 방지함으로 혈압을 낮추는 물질로서 지금 주목받는 성분입니다. • 이치하라 아쓰히로

Q 123 식초를 매일 섭취하고 있지만 혈압이 떨어지지 않아요. 왜 그럴까요?

식초에 함유된 초산을 섭취하면 체내에서 아세틸CoA라는 물질로 바뀝니다. 이 물질이 구연산사이클이라는 시스템에 들어가면 혈관을 확장하는 작용을 가지는 아데노신이 생성되어 혈압을 낮추는 효과를 기대할 수 있습니다.

구연산사이클이란 식사로 섭취한 당질이나 피로의 원인 물질이라 알려진 젖산, 체지방 등을 분해하여 에너지로 바꾸는 신체 내 시스템입니다. 구연산사이클이 잘 작동하면 기초대사가 높아져 쉽게 피로하지 않고 내장지방도 쌓이기 어렵습니다.

혈압을 낮추는 효과를 얻기 위해서는 구연산사이클을 활발하게 만들 필요가 있는데, 그러기 위해서는 ❶ 혈액 속으로 산소를 흡수시키고, ❷ 혈류를 좋게 하고, ❸ 세포의 대사를 활발하게 한다는 세 가지가 중요합니다. 이 세 가지를 실현하는 방법은 운동입니다. 즉 식초를 섭취하면서 동시에 적절한 운동을 하는 것이 혈압을 낮추는 효과를 최대한으로 높이는 비결입니다. • 이치하라 아쓰히로

Q 124 고혈압인 사람은 주식으로 뭘 먹어야 할까요?

밥에는 염분이 함유되어 있기 않기 때문에 밥 외에 주식으로 흔히 먹는 국수나 우동, 빵 등에도 염분이 들어 있지 않을 거라고 생각하는 사람이 적지 않습니다.

하지만 이러한 것들에는 염분이 많이 함유되어 있습니다. 100g당 함유량을 살펴보면, 식빵에는 1.3g, 메밀국수(건면)에는 2.2g, (생)우동에는 2.5g (생)중화면에는 1.0g이 들어 있습니다. 특히 건면은 제조과정에서 글루텐(밀가루 성분)의 건조를 방지하기 위해 소금을 많이 사용합니다. 그 때문에 밀가루를 사용한 건면에는 염분이 많이 들어 있습니다.

염분이 거의 없으면서 주식으로 취급할 수 있는 것은 밥, 생메밀면, 스파게티 정도입니다. 하지만 그것 자체는 염분이 없어도 다른 재료를 넣은 영양밥을 짓거나 면을 삶을 때 소금을 많이 넣거나 진한 소스를 듬뿍 섞는 방식으로 조리를 하면 염분량이 훨씬 늘어납니다.

고혈압인 사람의 주식으로 적절한 것은 역시 밥입니다. 염분을 줄인 반찬과 함께 먹으면 됩니다. • 와타나베 요시히코

125 고혈압이면 아침에 뭘 먹는 게 좋을까요?

버터토스트와 달걀 요리, 소시지, 샐러드, 스프 같은 서양식 아침에는 염분이 상당히 많이 들어 있습니다. 그러면 밥과 된장국, 생선구이, 낫토, 김이나 절인 밑반찬으로 된 일본식 아침은 어떤가 하면, 이것 역시 염분이 많은 메뉴입니다.

염분이 적은 아침 메뉴로 추천하는 것은 후르츠 그래놀라입니다. 그래놀라는 찐 오트밀을 눌러 으깨 건조시킨 것으로, 보리 같은 곡물이나 견과류에 단맛과 식물유를 첨가하여 오븐에 구운 것입니다. 여기에 건과일을 더한 것이 후르츠 그래놀라인데, 재료에 따라서 다양한 변주가 있습니다.

우유를 부어 먹는 것이 기본이지만 두유나 요구르트를 부어도 맛있게 먹을 수 있습니다. 일반적인 후르츠 그래놀라 한 끼분에 우유를 부어도 염분은 고작 0.5g으로 식빵 한 장이나 어묵 한 조각과 거의 같은 양입니다. 게다가 식이섬유가 많고 칼륨과 칼슘, 철 등의 영양소도 섭취할 수 있습니다.

후르츠 그래놀라로 아침 식사를 하여 염분 섭취량을 0.5g으로 줄일 수 있다면, 하루 염분량을 줄이기도 편해집니다. 게다가 바쁜 아침에 간단하게 먹을 수 있다는 점도 장점입니다. • 와타나베 요시히코

Q 126 혈압을 내리는 데 좋은 반찬이 있나요?

푸른 생선과 대두 제품을 추천합니다. 정어리, 고등어, 삼치 등 등 푸른생선에는 불포화지방산의 일종인 EPA(에이코사펜타엔산), DHA(도코사헥사엔산)가 풍부하게 들어 있습니다. EPA는 좋은 콜레스테롤을 늘리고 나쁜 콜레스테롤이나 중성지방을 줄이며 혈액을 맑게 만들어 동맥경화를 예방할 수 있습니다. DHA에도 동맥경화 예방 개선효과가 있으며 뇌세포나 신경세포를 활성화시켜 뇌의 노화를 방지한다고 합니다.

대두와 대두 제품은 '밭에서 나는 고기'라고 불릴 정도로 양질의 단백질이 풍부하고 칼로리도 낮습니다. 대두에 함유된 사포닌, 이소플라본이라는 물질은 나쁜 콜레스테롤과 중성지방을 줄이는 작용이 있습니다. 나아가 혈전을 방지하는 레틴도 들어 있고, 염분을 배출하는 작용이 있는 칼륨 등 미네랄도 풍부합니다. 대두 제품은 낫토, 두부, 유부, 두유 등 다양해서 여러 요리에 사용할 수 있다는 장점도 있습니다.

• 시마다 가즈유키

Q 127 고기는 먹어도 되나요?

인체를 만드는 영양소인 단백질을 섭취하는 방법으로서 생선과 더불어 육류는 훌륭한 식재료입니다. 혈관도 단백질로 이루어지므로, 세포의 원활한 신진대사로 혈관을 젊게 되돌려 고혈압을 예방하고 개선하기 위해 단백질은 없어서는 안 되는 영양소입니다.

다만 생선의 지방에 비해 육류의 지방은 비만의 원인이 되기 쉽습니다. 따라서 되도록 지방이 적은 것을 선택하여 먹어야 합니다.

일상에서 자주 먹는 고기를 지방이 적은 저칼로리부터 순서대로 나열하면, 닭고기-돼지고기-소고기 순서입니다. 소고기나 돼지고기 중에서도 삼겹살이나 등심보다 안심이나 앞다리살 등 붉은 살 부위가 지방이 적고 열량도 낮습니다. 소고기는 마블링이 촘촘하게 보이는 것은 지방이 많으니 피하는 것이 좋습니다. 닭고기는 지방이 적은 닭가슴살을 택하고, 껍질은 없는 편이 지질이 적어집니다.

조리할 때 삶거나 찌면 고기의 지방을 줄일 수 있습니다. 튀기거나 프라이팬에서 굽는 것보다는 석쇠에 굽는 편이 지방을 줄일 수 있습니다. • 시마다 가즈유키

Q 128 간식을 먹고 싶을 때는 뭘 먹는 게 좋을까요?

입이 궁금해 간식을 먹고 싶다면 땅콩을 권합니다. 하버드대학교 연구에서 땅콩에는 포화지방산과 불포화지방산이 균형 있게 들어 있어 나쁜 콜레스테롤을 줄이고 혈관을 튼튼하게 하는 작용이 있다는 것이 밝혀졌습니다. 혈압 강하 효과를 보려면 무염 땅콩을 속껍질이 붙은 채 먹으면 됩니다. 땅콩 속껍질에는 폴리페놀이 함유되어 있어 항산화작용(활성산소 등 유해물질을 무해하기 만드는 작용)과 혈압 강하 작용이 있습니다. 다만 땅콩은 칼로리가 높으니 하루 20알 정도만 먹어야 합니다.

이 밖에 피스타치오에도 폴리페놀이 들어 있고, 불포화지방산과 칼륨도 풍부하여 혈압을 낮추는 효과를 기대할 수 있습니다. 피스타치오도 무염을 선택하는 게 좋습니다.

달콤한 간식을 먹고 싶을 때는 초콜릿이 좋습니다. 초콜릿에 들어 있는 카카오폴리페놀에도 항산화작용과 혈압 강하 작용이 있습니다. 카카오의 함량이 많고 되도록 단맛이 적은 것을 선택하면 됩니다.

• 와타나베 요시히코

129 기름을 섭취할 때 주의할 점을 알려주세요

버터나 라드 같은 동물성 기름은 혈액 속의 나쁜 콜레스테롤을 늘려 동맥경화를 초래합니다. 일반적으로 식물성 기름은 나쁜 콜레스테롤을 줄여주지만, 일상에서 자주 쓰이는 식용유는 사정이 조금 다릅니다. 식용유에는 오메가6지방산의 일종인 리놀산이 많이 들어 있습니다. 과도하게 섭취하면 혈전을 늘리거나 동맥경화를 진행시키는 요인이 됩니다.

추천하는 기름은 아마인유나 들기름 등 오메가3지방산의 일종인 알파-리놀렌산이 많은 기름입니다. 오메가3지방산은 체내에서 EPA, DHA라는 불포화지방산으로 변환되어 혈액 속의 지방을 줄이고 혈전이 생기는 것을 방지합니다. 그리고 혈관을 확장하는 작용도 있어서 고혈압 예방과 개선에는 최적인 기름입니다. 아마인유, 들기름 등을 하루에 작은 숟가락으로 한 숟가락씩 먹으면 오메가3지방산의 필요량을 충분히 섭취할 수 있습니다. 다만, 오메가3지방산은 열에 약하니 가열하지 않는 게 좋습니다. • 와타나베 요시히코

Q 130 체형 관리를 위해 프로틴을 섭취하는데 괜찮을까요?

단백질은 혈액과 근육을 만드는 데 중요한 영양소입니다. 하지만 당질이나 지질과는 달리 단백질을 분해하는 과정에서 노폐물이 생성됩니다. 노폐물은 인체에 유해하지만 신장에서 여과되어 몸 밖으로 배출되기 때문에 건강을 유지할 수 있습니다.

그런데 운동을 하지 않고 프로틴(단백질)을 많이 섭취하면 노폐물을 너무 많이 여과해야만 하는 상황이 되어 신장에 부담이 가해지고 점차 지칩니다. 신장은 염분을 배출하는 작용도 맡고 있는데 부담이 늘어서 신장이 피로하면 염분 배출 능력이 저하되니 고혈압인 사람은 주의가 필요합니다.

또한 덤벨 등을 사용해서 부하를 가하는 근력 트레이닝으로 근육을 만드는 효과를 높이기 위해 프로틴을 섭취하는 경우가 많은데, 근력 트레이닝은 무산소운동(단시간에 강한 힘을 발휘하는 운동)이 많아서 혈압이 급격하게 상승하기 쉽습니다. 고혈압인 사람에게는 조깅이나 걷기 같은 유산소운동이 좋습니다. • 이치하라 아쓰히로

Q 131 여름에는 열사병을 예방하려고 스포츠음료를 마십니다. 문제가 없나요?

스포츠음료에는 의외로 염분이 많이 들어 있습니다. 보통은 50ml 당 평균 5g이 들어 있고, 열사병 대책으로 인기 있는 경구보수액은 좀 더 많아서 50ml에 약 1.5g의 염분이 들어 있습니다. 여름에는 열사병 예방을 위해 수분을 보충하려고 스포츠음료나 경구보수액을 늘상 마시는 사람이 많은데, 과도하게 섭취하면 혈압을 올리는 원인이 될 수 있습니다. 스포츠음료 중에는 고과당콘시럽(Q118 참조)을 사용한 것도 많아서 고혈압인 사람은 피하는 것이 좋습니다.

애초에 스포츠음료는 운동으로 땀을 흘려 손실된 수분과 염분, 전해질(칼륨, 칼슘, 마그네슘 등)을 보충하기 위한 음료입니다. 경구보수액은 주로 경도~중등도의 탈수 상태에 빠진 사람을 위한 음료입니다.

운동을 한 것도 아니고, 더위로 땀을 흘린 정도라면 특별한 음료를 마실 필요는 없습니다. 땀을 흘리며 잃어버리는 수분은 물이나 녹차, 보리차 등을 많이 마셔 보충하면 되고, 염분이나 전해질 보충은 식사로 충분합니다. • 이치하라 아쓰히로

10

운동에 대한 궁금증 9가지

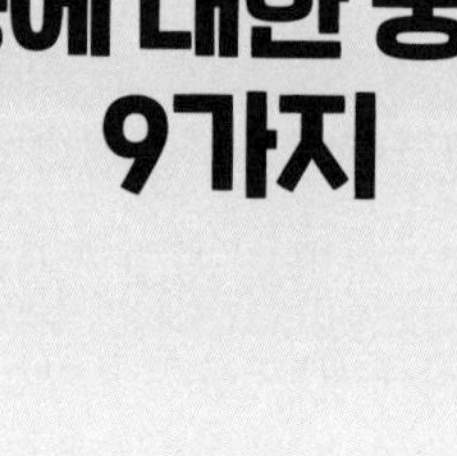

Q 132 고혈압을 낮추려면 하루에 얼마나 걸어야 하나요?

걷기는 고혈압인 사람에게 추천하는 유산소운동입니다. 걸으면 전신의 혈류가 좋아지는 것을 실감할 수 있는데 그때 혈관 속에서도 좋은 일이 일어납니다. 혈액의 흐름이 좋아져 원활하게 흐를 때 혈관 내피세포에 표면이 마찰되어 생기는 힘인 '전단응력'이 가해집니다. 이 힘으로 혈관이 확장되어 혈압을 내리는 작용이 있는 NO(제11장 참조)가 생성되어 동맥경화 예방으로 이어지는 것입니다.

지금까지 운동습관이 없던 사람이 고혈압을 개선하고자 운동요법을 시작하여 계속하려면 방법을 찾아야 합니다. 하루 1만 보 걷기 같은 목표를 세우는 것은 계속하기 위한 방법 중 하나입니다.

하지만 일률적으로 '1만 보를 걸읍시다'라고 해도 실제로는 무릎이 아파서 그만큼 걸을 수 없는 사람도 있고, 실내에서 운동하는 것이 좋은 사람도 있습니다. 고령자에게는 하루 8,000보 정도 걸었을 때 각종 질병 발생이 가장 적었다는 연구 결과도 있습니다.

즉 스스로 시도해가면서 자신에게 맞는 방법과 적절한 수준의 운동 강도를 발견하는 것이 첫 번째입니다. 혈압을 내리려고 걷는 경우 보통 하루 8,000~1만 보 또는 하루 30분 정도 걷기가 기준이 됩니다. 이때 자신이 지속할 수 있는 속도와 자신에게 맞는 운동 강도(Q136 참조)로 실행하다가 더 할 만하다는 생각이 들면 늘려가는 게 좋습니다.

목표로 정한 걸음 수를 한 번에 걸을 필요는 없습니다. 설령 목표한 것보다 걸음 수나 시간이 적더라도 업무나 집안일을 하면서 걸어다니고 있다면 그것도 운동에 포함됩니다. 출퇴근할 때 일부러 멀리 돌아간다든가, 조금 멀리 있는 가게까지 걸어가서 물건을 사오는 등 '무언가를 하는 김에' 걷는 것도 좋습니다. 몇 분 단위로, 조금 빠른 걸음으로 걸은 후에 천천히 걷거나, 벤치에 앉아 쉬었다가 다시 빠르게 걷는 '인터벌 걷기'도 좋습니다. 고혈압을 개선하기 위한 운동은 1주일에 한 번 집중적으로 하기보다는 조금씩이라도 매일 계속하는 편이 효과적입니다.

무릎이나 허리 통증 등이 있어서 오래 걸을 수 없는 사람에게 추천하는 것은 수중 걷기입니다. 제 발로 설 수 있는 깊이의 수영장 물속에서 천천히 걷는 방법인데, 물의 부력이 있기 때문에 다리와 허리에 부담은 가지 않는 반면, 물의 저항이 있어서 소비 열량은 의외로 많다는 장점이 있습니다. • 이치하라 아쓰히로

Q 133 슬로 조깅은 어떤가요?

슬로 조깅은 아주 느린 속도로 달리는 것인데, 체력을 소모하지 않고 쉽게 달리는 방법으로 고안된 것입니다. 심장에 부담이 적어 심뇌혈관질환 리스크가 높은 고혈압을 예방하고 개선하는 데 딱 맞는 운동법입니다.

조깅이라고 하지만 달리는 법이 일반적인 조깅과는 다릅니다.

달린다는 마음으로 하되 처음에는 10센티미터 정도로 보폭을 작게 하고 등은 곧게 폅니다. 팔을 흔드는 정도로 어깨의 힘을 빼고, 호흡은 특별히 의식하지 말고 편안하게 하며, 턱을 가볍게 들어 시선은 멀리 보도록 합니다. 착지할 때도 특징이 있는데, 일반적인 조깅은 발뒤꿈치부터 착지하지만 슬로 조깅은 발바닥 앞쪽부터 착지합니다. 충격이 적어 무릎에 부담이 가해지지 않는 착지법입니다. 발을 내밀 때도 지면을 강하게 차는 것이 아니어서 편안하게 달릴 수 있습니다.

초보자는 '1분 뛰고 나서 30초 걷기'를 반복하여 익숙해지면 서서히 거리를 늘려가면 됩니다. 달릴 때는 절대 빠르게 뛰지 말고, 옆 사람과 웃으며 이야기할 수 있을 정도의 느린 속도를 유지해야 합니다. 빨리 달리면 근육글리코겐(당)이 에너지원으로 쓰이는 과정에서 피로가 축적됩니다. 피로가 쌓이지 않을 정도의 속도를 유지하면서 천천히 달리면 편안하게 계속할 수 있습니다.

슬로 조깅은 운동에 익숙하지 않은 사람이나 고령자라도 힘들지 않게 계속할 수 있을 뿐 아니라 허벅지와 엉덩이의 큰 근육을 사용하기 때문에 걷기에 비해 두 배나 더 에너지를 소비합니다. 그 때문에 내장 지방을 줄이는 데도 효과적이고, 동시에 혈압을 낮추는 데도 현저한 효과가 있다는 사실이 밝혀졌습니다.

처음에는 매일 20분 이상 걷는 것을 목표로 계속해나가는 것이 좋습니다. • 이치하라 아쓰히로

슬로 조깅 방법

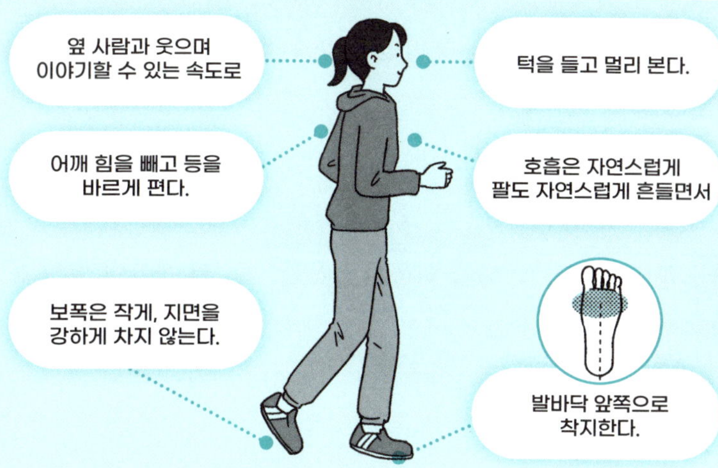

* 출처: 일본슬로워킹협회, 《누구나 할 수 있다! 지금 바로 할 수 있다! 슬로워킹》에서 인용 개변함.

Q 134 비가 와서 밖에 나가 걸을 수 없을 때는 어떤 운동이 좋을까요?

몸의 골격을 움직이는 근육(골격근)의 양이 많으면 식사로 섭취한 지질을 에너지로 바꾸어 소비하기가 쉬워집니다. 그리고 당질을 섭취할 때도 근육량이 많을수록 효율적으로 당질을 에너지로 바꿀 수 있습니다. 체내에 당질이 흡수되어 혈당이 상승하면 췌장에서 인슐린이 분비되어 근육 세포에 당질을 운반하고 근육이 에너지로 바뀌게 됩니다. 근력 트레이닝으로 근육을 늘리면 비만을 예방할 수 있고, 고혈압 개선에도 도움이 됩니다.

다만 단시간에 강한 힘을 내는 혹독한 근육운동은 고혈압인 사람에게는 위험을 동반하는 경우가 많아 추천하지 않습니다. 여기서는 텔레비전을 보면서도 할 수 있는 쉬운 근육운동으로 '팔 흔들며 스텝 운동'을 소개합니다(그림 참조).

비가 내릴 때나 시간을 내기 어려울 때 실내에서 가볍게 할 수 있어서 익혀두면 좋습니다. 자연스럽게 호흡하면서 하는 유산소운동이므로 혈류를 좋게 하고, 혈압을 낮추는 효과를 기대할 수 있습니다.

• 시마다 가즈유키

팔 흔들며 스텝 운동 방법

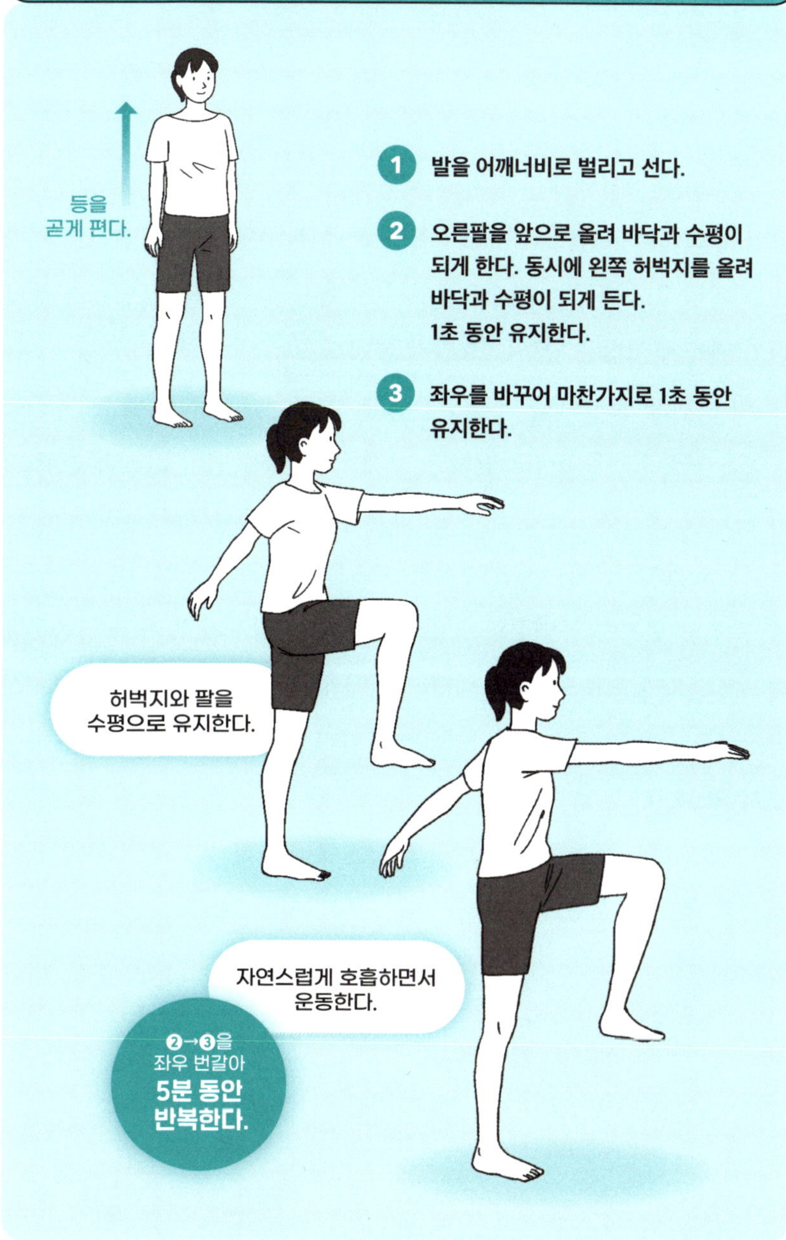
등을
곧게 편다.
허벅지와 팔을
수평으로 유지한다.
자연스럽게 호흡하면서
운동한다.
❷→❸을
좌우 번갈아
5분 동안
반복한다.

1. 발을 어깨너비로 벌리고 선다.
2. 오른팔을 앞으로 올려 바닥과 수평이 되게 한다. 동시에 왼쪽 허벅지를 올려 바닥과 수평이 되게 든다. 1초 동안 유지한다.
3. 좌우를 바꾸어 마찬가지로 1초 동안 유지한다.

Q 135 근육운동은 해도 괜찮을까요?

고혈압인 사람에게는 걷기나 슬로 조깅처럼 경도~중도의 유산소운동이 좋습니다. 유산소운동은 호흡을 통해 체내에 흡수한 산소로 지방 등을 에너지로 바꾸는 전신운동입니다. 혈관이 확장되어 혈류가 좋아지기 때문에 혈압을 낮추는 효과가 큽니다.

이에 반해 트레이닝 머신이나 덤벨 등 부하를 가하면서 하는 근육운동은 무산소운동이라고 합니다. 무산소란 '숨을 쉬지 않는다'는 의미가 아니라 순간적으로 근육의 큰 힘을 낼 때 산소를 사용하지 않고 근육글리코겐(당)을 에너지원으로 하기 때문에 붙은 명칭입니다.

고혈압 환자는 동맥경화가 진행되고 있는 경우가 많아서 근육운동 등 무산소운동으로 큰 힘을 내면 급격하게 혈압이 올라 뇌졸중이나 심근경색을 유발할 위험성이 높습니다. 따라서 힘든 근육운동을 피하는 편이 좋습니다.

그래도 근육운동을 하고 싶다면 사전에 의사와 상담하고 혈압을 정상으로 낮춘 후 운동을 해야 합니다. • 이치하라 아쓰히로

Q 136 운동은 하루에 어느 정도 하는 게 좋을까요?

고혈압인 사람의 운동요법에서 시간은 매일 30분 이상 또는 일주일에 180분 이상이 목표입니다. 운동 강도는 자신의 최대 운동능력의 50퍼센트 정도인 중등도의 운동이 좋은데, 중등도의 운동이란 숨이 조금 차오를 정도를 말합니다. 운동의 강도는 맥박수를 기준으로 합니다(기준이 되는 맥박수 계산방법은 Q138 참조). 다만 이것은 운동에 익숙해진 경우의 목표입니다. 처음부터 무리해서 작심삼일이 되지 않도록 짧게 체조 같은 가벼운 운동을 하는 것부터 시작해서 조금씩 늘려 오래 지속하는 게 좋습니다.

운동을 하면 일시적으로는 혈압이 높아지지만 결과적으로는 혈압이 떨어집니다. 적절한 운동을 지속적으로 하면 혈관 내피의 기능이 개선되어 근육에 산소와 영양을 운반하는 혈관이 확장되고, 혈압을 올리는 작용을 하는 교감신경의 긴장이 완화되어 혈압이 떨어지는 것입니다. 또 비만과 스트레스가 개선되는 것도 운동효과의 하나입니다.

고혈압인 사람이 가벼운 부하로 일정 시간 계속하는 유산소운동을 하는 습관을 들이면 최고혈압을 8mmHg 이상, 최저혈압을 5mmHg 이상 낮추는 효과가 있다고 합니다. • 가리오 가즈오미

Q 137 운동을 해서는 안 되는 사람이 있나요?

혈압을 낮추는 데 운동요법은 효과적이지만, 다음 조건에 해당하는 사람은 운동을 시작하기 전에 의사와 상담해야 합니다.

1 고도의 고혈압

180/110mmHg 이상의 고도 고혈압인 사람은 운동으로 인해 혈압이 상승하면 뇌졸중이나 심근경색 등 심뇌혈관질환 발작을 일으킬 위험이 있어 운동이 금지되기도 합니다. 특히 위험한 것은 단거리 달리기나 바벨을 이용한 근력 트레이닝처럼 단시간에 강한 힘을 내는 운동입니다. 이러한 운동을 하면 안정 상태에 비해 혈압이 100mmHg 가까이 상승하기도 합니다. 일상생활에서 계단을 뛰어올라가거나 화장실에서 힘을 주는 것도 같은 이유로 위험합니다.

2 합병증이 있는 사람

당뇨병, 만성신장병, 뇌졸중, 협심증, 심근경색, 부정맥, 망막증, 안저 출혈 등 고혈압 이외의 질병이 있는 사람은 증상이 악화되는 경우도 있습니다. 사전에 의사의 진단이 필요합니다.

3 기타

허리나 무릎 관절염이 있는 사람은 운동으로 인해 악화될 가능성도 있습니다. 열이 나거나 몸 상태가 나쁠 때도 운동을 삼가야 합니다.

• 가리오 가즈오미

138 자신에게 맞는 운동 강도는 어떻게 알 수 있나요?

자신에게 맞는 운동 강도는 맥박수로 계산할 수 있습니다. 본인의 나이를 2로 나눈 숫자를 138에서 빼보십시오. 예를 들어 50세인 사람이라면 138에서 25를 빼서 113이 됩니다. 1분 동안 맥박수가 대략 그 숫자가 되도록 하면 자신에게 맞는 강도로 운동을 할 수 있습니다.

운동 중 맥박을 잴 때는 안전을 위해 일단 운동을 멈추고 잽니다. 손목 안쪽에서 엄지손가락 아래 부분에 반대쪽 검지, 중지, 약지 끝을 대고 시계 초침을 보면서 맥을 셉니다. 굳이 1분 동안 측정하지 않고 15초 동안 재어 4배를 해도 됩니다. 운동 중의 맥박을 자동으로 잴 수 있는 스마트워치를 이용하는 것도 좋습니다. • 가리오 가즈오미

적절한 운동 강도(맥박수) 계산법

적절한 운동 강도(맥박수)

[ ] 회 / 1분 = 138 − (나이 ÷ 2)

예) 50세라면 138 − (50÷ 2)로 113회/1분
75세라면 138 − (75÷2)로 100.5회/1분

Q 139 운동은 언제 하는 게 좋을까요?

고혈압의 운동요법은 무리하지 않고 즐겁게 하는 것이 오래 지속할 수 있는 요령입니다. 자신의 생활 리듬에 맞춰 일주일 중 무리하지 않고 할 수 있는 날이나 시간대, 운동 종류를 선택하면 됩니다.

평일에는 바쁘니까 주말에 몰아서 하겠다고 생각할 수도 있는데, 일주일에 한 번 하루 종일 운동하는 것보다는 15분이라도 매일 또는 격일로 자주 운동하는 편이 효과적입니다. 운동을 해서 혈관이 확장되었어도 일주일 동안 운동을 쉬면 도로 원래 상태로 돌아가기 때문입니다.

하루 중 기상 직후는 혈압이 상승하므로 혈압을 더 높이는 운동은 피하는 것이 좋습니다. 그리고 밤에는 교감신경이 활발해져서 잠들기 어려워질 우려가 있으므로 취침 전 2시간 이내에는 운동을 하지 말고 차분하게 지내는 게 좋습니다. 따라서 점심 전후에서 저녁시간 사이가 운동에 적합한 시간대입니다. 과거에는 식후에 바로 운동하지 않는 것이 좋다고 했지만 지금은 혈당이 상승하기 시작하는 식후 30분 이내에 운동을 시작하는 편이 좋다고 여겨집니다. • 가리오 가즈오미

Q 140 스트레칭도 하는 게 좋을까요?

스트레칭은 혈압을 낮추는 데 효과적입니다. 혈류가 좋아지며 혈관도 확장되고 혈압을 낮추는 작용이 있는 NO(제11장 참조)가 생성되어 혈압이 낮아집니다. 정기적으로 하면 동맥경화를 예방할 수 있습니다. 추천하는 것은 무릎 스트레칭과 뻐근한 목을 풀어주는 스트레칭입니다.

몸의 관절 중에서도 무릎관절을 움직이면 다리의 큰 근육을 움직일 수 있습니다. 1분 동안 스트레칭을 한 후 혈류량을 조사한 시험에서는 손목, 팔꿈치, 발목을 스트레칭했을 때와 비교해 무릎을 움직였을 때 NO 생성이 월등이 많았다는 결과가 나왔습니다. 또한 목의 혈류를 좋게 만듦으로써 혈압 조절 중추가 있는 연수의 혈액순환이 좋아져서 혈압 강하 효과를 기대할 수 있습니다.

스트레칭은 쉬려고 의자에 앉았을 때, 엘리베이터에 탔을 때처럼 잠깐씩 비는 시간에도 할 수 있습니다. 목욕 후에 하는 것도 좋습니다. 몸이 따뜻해지고 근육이 늘어나기 쉬운 상태라 쉽게 할 수 있습니다. 목의 스트레칭은 미지근한 물에서 반신욕을 하면서 하는 것도 효과적입니다. • 이치하라 아쓰히로

의자에 앉아서 하는 무릎 스트레칭

좌우
한 번씩
1세트

1
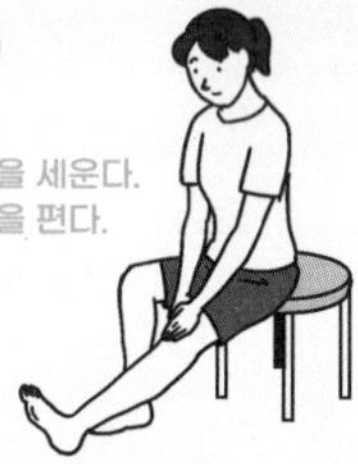

의자에 살짝 걸터앉아 한쪽 다리를 뻗는다.

2
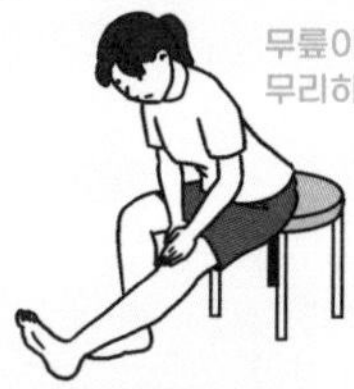

양손으로 무릎을 누르며 천천히 무릎 뒤쪽을 늘려 20초 동안 유지한다.

3
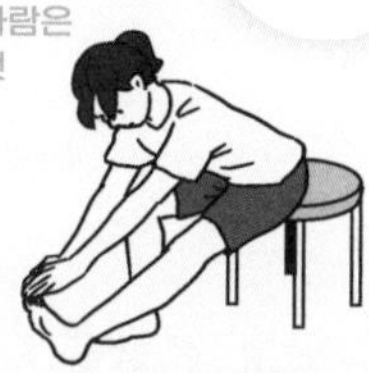
무릎이 아픈 사람은
무리하지 말 것

여유가 있는 사람은 두 손을 발끝까지 밀어내도 좋다.

서서 하는 무릎 스트레칭

좌우
한 번씩
1세트

1
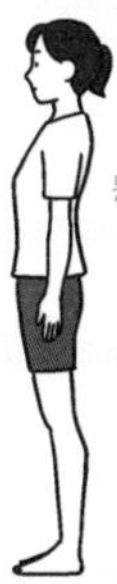
등을 편다.

벽을 보고 바른 자세로 선다.

2
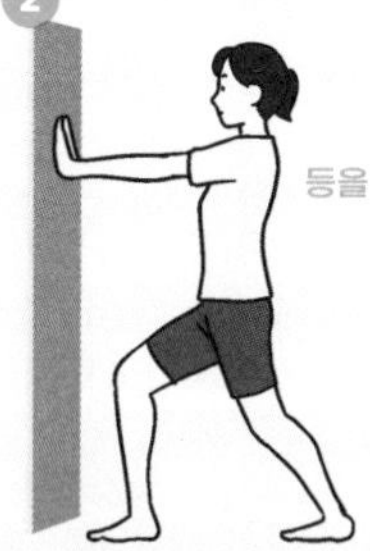
등을 편 채

다리를 앞뒤로 크게 벌리고 양손을 뻗어서 벽을 짚는다.

3
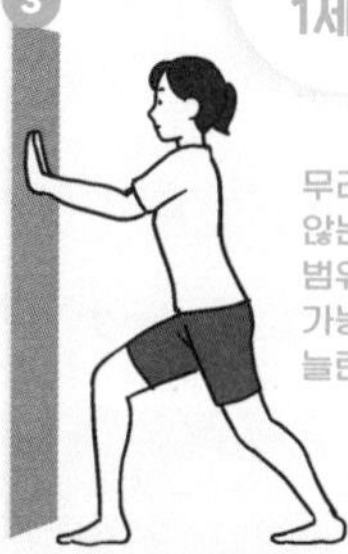
무리하지
않는
범위에서
가능한 한
늘린다.

숨을 내쉬면서 팔을 구부려 벽을 밀고 무릎 뒤쪽을 늘린다. 20초 동안 유지한다.

언제 어디서나 할 수 있는 목 스트레칭

❶→❸을
한 번씩
1세트

1
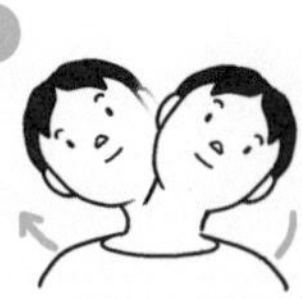

천천히 크게 목을 돌린다. 좌우 5회씩 한다.

2
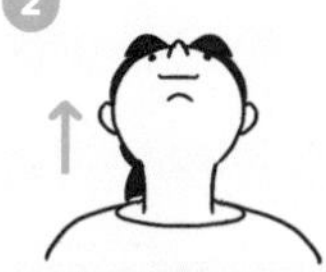

턱을 천장을 향하여 들고 목 앞을 늘린다. 10초 동안 유지한다.

3
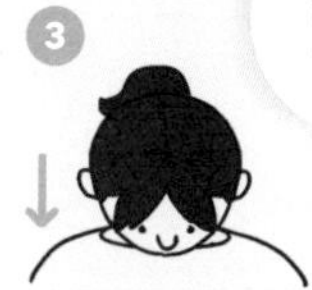

턱을 당겨 목 뒤를 늘린다. 10초 동안 유지한다.

11

셀프케어에 대한 궁금증 10가지

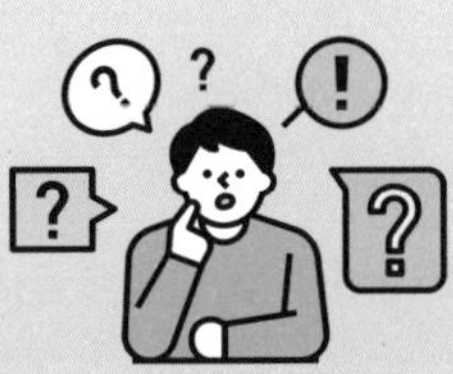

141 최근 고혈압 셀프케어에서 자주 언급되는 NO가 뭔가요?

NO는 일산화질소로, 대기 중에 방출되면 광화학 스모그나 산성비의 원인이 되지만 체내에서는 유해하기는커녕 혈관을 유연하게 하여 혈압을 낮추는 훌륭한 작용을 합니다. NO가 혈관에 미치는 효과 연구는 노벨생리의학상을 수상하였습니다.

NO는 혈관 이외에도 다양한 장기에서 만들어지고 장소에 따라 그 작용이 달라집니다.

1 혈관을 확장한다

고혈압과 깊이 관련된 작용입니다. 혈관은 바깥쪽부터 차례대로 외막, 중막, 내막이라는 3층 구조로 되어 있습니다. 혈류가 빨라지면 가장 안쪽의 내막에 있는 내피세포에는 '전단응력'이 가해져, 이 자극에 의해 생성효소가 작용하여 NO가 합성됩니다. NO는 중막의 평활근이라는 근육에 작용하여 긴장을 완화하고 그 결과 혈관이 넓어져 혈류가 부드러워지고 혈압이 낮아집니다.

2 혈압·혈류의 조정

혈소판이 응집하는 것을 억제함으로써 혈전 생성을 저해하여 혈류를 높이고 혈압을 조정합니다.

3 정보를 전달한다

중추신경계에서는 신경세포 간 정보전달물질로서 작용합니다. 뇌에서 몸의 각 부위로, 또 몸에서 뇌로 정보를 전달하는 역할을 맡고 있습니다.

4 염증을 억제한다

어떤 원인으로 몸에 염증이 발생하면 NO를 만드는 효소가 작용하여 염증을 억제합니다.

5 면역력을 강화한다

병원체 등 이물질과 싸우는 대식세포(백혈구의 일종)에서 NO가 생성되어 병원균이나 바이러스를 사멸시킵니다.

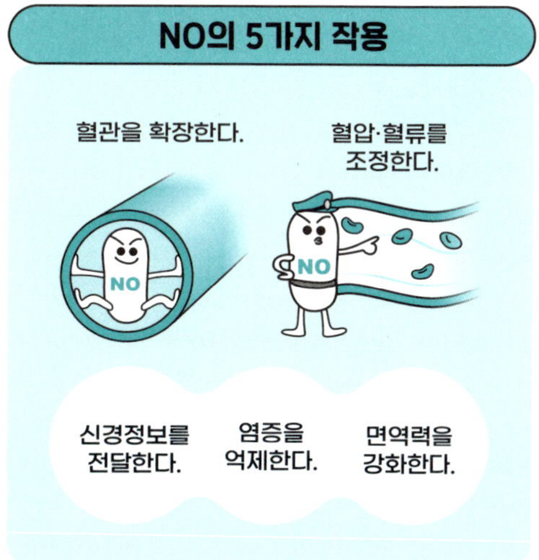
NO의 5가지 작용
혈관을 확장한다.
혈압·혈류를 조정한다.
NO
NO
신경정보를 전달한다.
염증을 억제한다.
면역력을 강화한다.

이처럼 NO는 인체에서 대단히 유용한 작용을 하는 물질입니다. 특히 NO가 늘어나면 혈압은 최대 14퍼센트 저하하고 항염증효과가 증강된다는 데이터도 있습니다.*

또한 혈관을 유연하게 하여 넓히는 작용은 NO의 양에 좌우됩니다. 부족하면 혈관이 굳고 좁아져 동맥경화를 초래합니다.

• 이치하라 아쓰히로

* 출처: Kyle Raubenheimer, et al., Acute effects of nitrate-rich beetroot juice on blood pressure, hemostasis and vascular inflammation markers in healthy older adults: a randomized, placebo-controlled crossover study, Nutrients, 9(11):1270(2017).

142 NO는 쉽게 늘릴 수 있는 건가요?

나이를 먹음에 따라 혈관이 점차 노화하면 NO도 점점 줄어듭니다. NO의 양은 20대를 100퍼센트라고 하면 40대에는 약 50퍼센트가 됩니다. 하지만 중장년이라고 포기할 필요는 없습니다. NO는 혈류가 빨라지면 생성됩니다. 따라서 혈류를 좋게 만드는 데 유의하면 스스로 만들어내는 NO의 양을 쉽게 늘릴 수 있습니다.

코로 숨을 깊게 쉬면 뇌로 산소공급량이 늘어서 혈류가 좋아집니다. 그리고 거북목(목이 거북처럼 앞으로 나온 자세. 스마트폰 조작 등으로 인해 발생하기 쉽다.)이 되지 않도록 자세를 바르게 하면 혈압조절중추가 있는 연수의 혈류순환이 좋아지는 동시에 가슴이 펴져서 폐에서의 NO 생성을 돕습니다. 다리를 꼬고 앉는 것은 혈류를 방해하니 피해야 합니다. 또 오랫동안 앉아만 있지 않도록 주의해야 합니다.

하루 중 아침, 점심, 저녁에 1분씩 심호흡이나 스트레칭 같은 가벼운 운동에 할애하면 NO를 늘릴 수 있습니다. 그리고 NO의 원료인 아미노산을 함유한 단백질이 풍부한 식품을 항산화물질(비타민C, 비타민E, 폴리페놀 등)을 포함한 식품과 함께 균형 있게 섭취하는 것도 중요합니다. • 이치하라 아쓰히로

143 NO가 늘어나는 호흡법이 있다던데 알려주세요

NO를 늘리려면 코로 호흡하는 것이 좋습니다. 입으로 숨을 쉬면 들이마신 공기의 일부가 소화관 쪽으로 들어가 몸에 들어오는 산소량이 줄어듭니다. 2분 동안 산소공급량을 비교해보면 코호흡이 구강호흡보다 1.5배 많다는 데이터가 있습니다. 또한 코호흡을 하면 NO가 구강호흡보다 5배나 늘어난다는 연구 결과도 있습니다.

코막힘 등의 이유로 입으로 숨쉬는 습관이 생기면 잠을 자는 동안에도 구강호흡이 될 수 있습니다. 수면 중에 구강호흡을 하면 목 안으로 혀가 내려가기 쉬워 수면무호흡증후군(Q31 참조)을 초래하며, 이는 혈압을 올리는 원인이기도 합니다. 평소 의식적으로 코로 호흡하여 코의 호흡길이 편안해지게 만들 필요가 있습니다.

한편 얕고 빠른 호흡은 교감신경을 활성화시켜 혈압을 상승시킵니다. 느긋하고 깊은 심호흡은 부교감신경을 활성화하여 NO가 증가합니다. 즉 NO를 늘리려면 '코로 쉬는 깊은 호흡'이 가장 좋습니다.

코호흡의 효과를 더 높이는 호흡법으로 요가에서 사용하는 교호호흡법이 있습니다. 교호호흡법은 콧구멍을 한쪽씩 교대로 막아 마시고 내쉬고를 번갈아 반복하며 숨을 잠시 멈추는 호흡법입니다. 스트레스나 피로를 느꼈을 때, 잠시 쉴 때 하면 자율신경을 정돈하여 NO 생성을 촉신하고 혈압을 낮추는 효과를 기대할 수 있습니다.

• 이치하라 아쓰히로

교호호흡 방법

❷→❺를 2~3회 반복

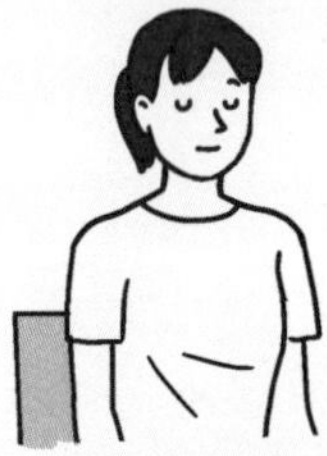

❶ 의자에 앉아 눈을 감고 긴장을 푼다.

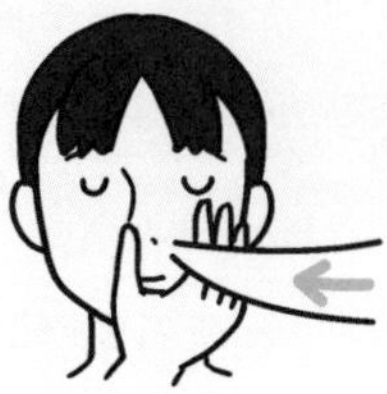

❷ 오른손 엄지로 오른쪽 코를 막고 왼쪽 코로 천천히 숨을 들이마신다.

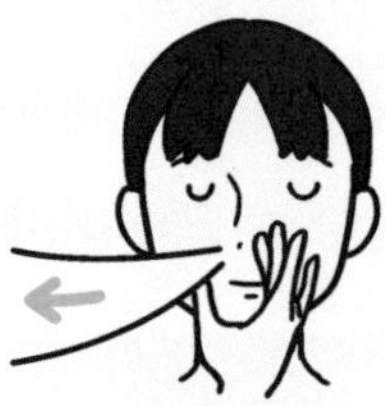

❸ 약지로 왼쪽 코를 막고 엄지를 떼어, 오른쪽 코로 천천히 숨을 내쉰다.

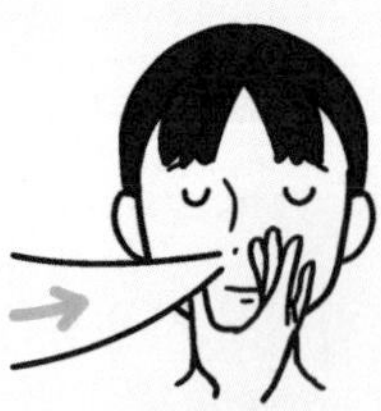

❹ 왼쪽 코를 막은 채 오른쪽 코로 천천히 숨을 들이마신다.

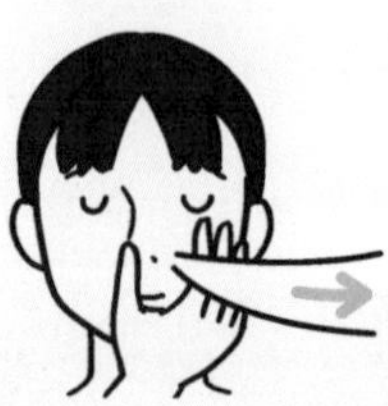

❺ 엄지로 오른쪽 코를 막고 약지를 떼어 왼쪽 코로 천천히 숨을 내쉰다.

Q 144 NO를 늘리려면 어떤 운동이 좋을까요?

대량의 혈액이 순환하고 있는 큰 근육을 움직이는 운동을 하면 몸 전체에 혈류를 효율적으로 순환시킬 수 있어 NO를 늘리는 데 효과적입니다.

인체의 근육을 체적이 큰 순서대로 나열하면, 가장 큰 것이 허벅지 앞쪽에 있는 대퇴사두근, 다음이 엉덩이에 있는 대전근, 허벅지 뒤쪽의 햄스트링입니다. 장딴지의 근육인 하퇴삼두근도 비교적 큰 근육입니다. 이 근육들은 전부 하반신에 있습니다. 즉 큰 근육을 움직이는 데는 걷기나 슬로 조깅, 사이클 등 하반신을 움직이는 운동이 좋습니다.

운동할 때는 도중에 휴식을 포함시켜 몸을 쉬게 하십시오. 휴식을 가지면서 운동하는 경우 NO 분비가 촉진되어 혈관을 넓히는 반응이 두 배가 된다는 데이터도 있습니다. 또한 고혈압인 사람은 심박수가 너무 올라가면 뇌출혈 등을 일으킬 위험도 있습니다. 휴식 시간을 포함시키면 안전하게 운동할 수 있습니다.

• 이치하라 아쓰히로

하반신의 주요 큰 근육

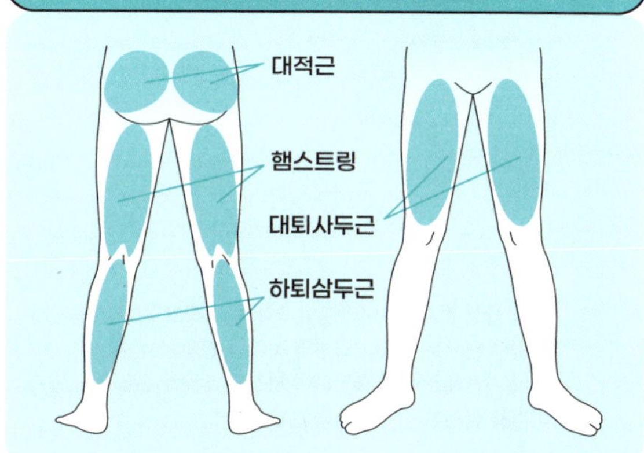

NO를 늘리는 운동

하반신을 움직인다.

큰 근육을 움직이면 **NO증가!**

걷기

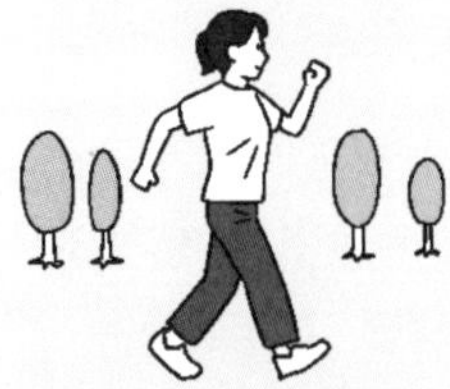

슬로 조깅

→ Q133 참조

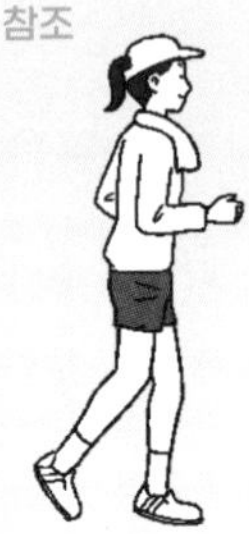

사이클링

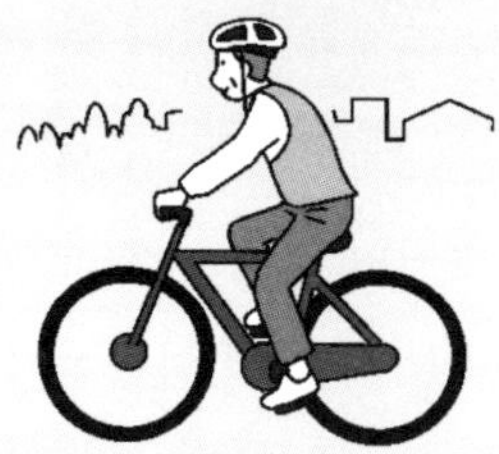

슬로 스쾃

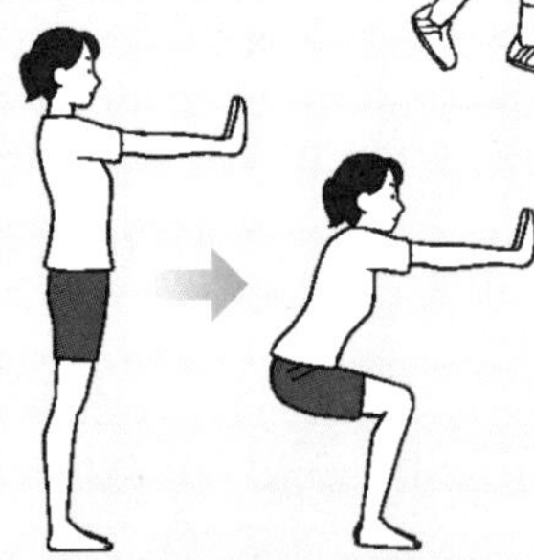

1. 발을 어깨너비보다 조금 넓게 벌리고 선다. 발끝을 살짝 바깥쪽으로 향한다.
2. 자연스럽게 호흡하면서 천천히 상체를 낮추어 허벅지와 바닥이 가능한 한 평행이 되도록 한다. 무릎이 발끝보다 앞으로 나가지 않도록 팔을 앞으로 뻗어 균형을 유지한다.

휴식을 끼워넣는다.

운동 + 휴식으로 **NO증가!**

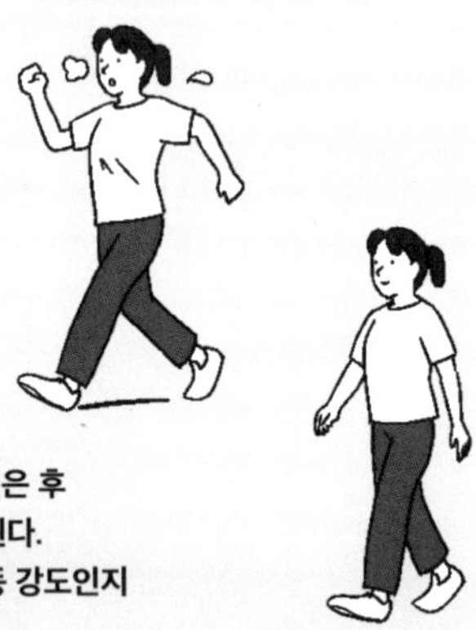

예를 들어 걷기운동이라면 2, 3분 동안 빠르게 걸은 후 한동안 천천히 걷거나 멈추어 서거나 벤치에서 쉰다. 휴식 시간에 맥박을 측정하여 자신에게 맞는 운동 강도인지 여부를 확인하는 것도 좋다(Q138 참조).

Q 145 무릎 꿇고 앉으면 NO가 늘어난다는 게 정말인가요?

최근에는 입식 생활을 하는 사람이 늘어 바닥에 무릎 꿇고 앉는 일이 거의 없습니다. 무릎을 꿇고 앉으면 다리가 저리지만 사실 이 저림이 NO를 늘리는 작용을 합니다.

무릎을 꿇고 발뒤꿈치에 엉덩이를 얹은 자세를 1~3분 동안 지속하면 다리가 저려옵니다. 이것은 체중에 의해 신경이 압박되었기 때문인데 혈관도 마찬가지로 압박되어 혈류가 나빠지는 상태입니다. 이후에 일어서면 다리의 굵은 동맥에 한꺼번에 혈액이 흘러 NO가 늘어납니다. 또한 무릎 관절을 구부렸다 펴면서 하반신의 큰 근육을 움직이는 것도 NO를 늘리는 결과로 이어집니다.

다만 계속 무릎을 꿇고 앉아 있는 것은 효과가 없습니다.

❶ 무릎을 꿇고 발 위에 엉덩이를 얹은 자세로 등을 펴고 1분 동안 유지한다.
❷ 천천히 일어나 30초 동안 제자리 걷기를 한다.
어지러울 때는 의자나 벽 등을 잡고 몸을 지지한다.

❶~❷의 동작을 3회 정도 반복하면 됩니다. 단, 무릎에 통증이 있는 사람은 무리하게 하지 말아야 합니다. • 이치하라 아쓰히로

Q 146 NO를 늘리는 데 도움이 되는 식재료는 무엇인지요?

NO는 아미노산의 일종인 시트룰린과 아르기닌으로 만들어집니다. 시트룰린은 수박, 오이 등 오이과 과일 및 채소에, 아르기닌은 단백질이 많은 붉은 고기와 닭고기, 대두(대두 제품)에 풍부하게 함유되어 있고, 콩과 견과류에도 들어 있습니다. 이들 식품을 섭취하여 체내에 흡수하면 시트룰린과 아르기닌이 산소와 결합하여 NO가 생성됩니다. 매일 식사할 때마다 오이과 과일이나 채소와 함께 양질의 단백질을 섭취하기를 권합니다.

폴리페놀을 함께 섭취하는 것도 좋습니다. 폴리페놀에는 아르기닌이 산소와 결합하여 NO 생성을 촉진하는 효소(NOS = 일산화질소 합성효소)를 활성화시키는 작용이 있습니다.

폴리페놀은 식물의 쓴맛과 색소의 성분인데 항산화작용(공격력이 강한 활성산소 등 유해물질을 무해화시키는 작용)이 강한 물질입니다. 폴리페놀이 풍부한 것으로는 붉은 와인, 블루베리, 가지 등 보라색 식품이 유명하지만, 녹차나 홍차에 함유된 카테킨도 폴리페놀의 일종입니다. 그밖에 초콜릿, 메밀, 양파, 대두, 생강에도 폴리페놀이 풍부하게 들어 있습니다.

항산화작용이 있는 물질은 NO를 보호하는 작용도 있습니다. 폴리페놀 외에 채소나 과일에 많이 함유된 비타민C와 식물성 기름이나 견과류에 많은 비타민E에도 항산화작용이 있으니 함께 섭취하면 좋습니다.

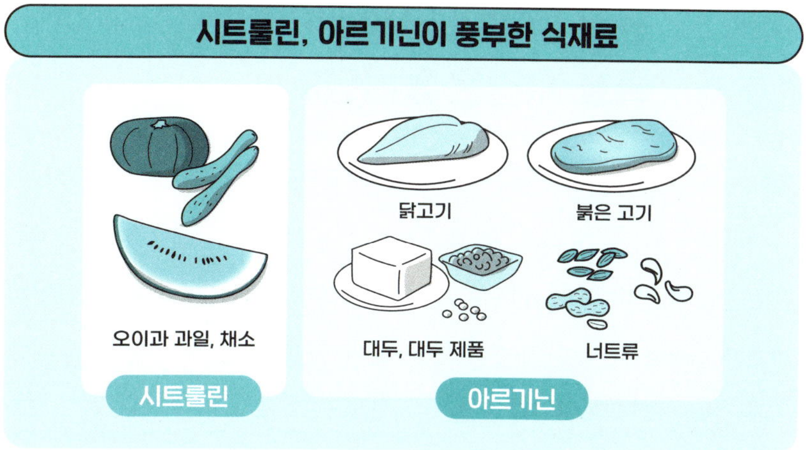

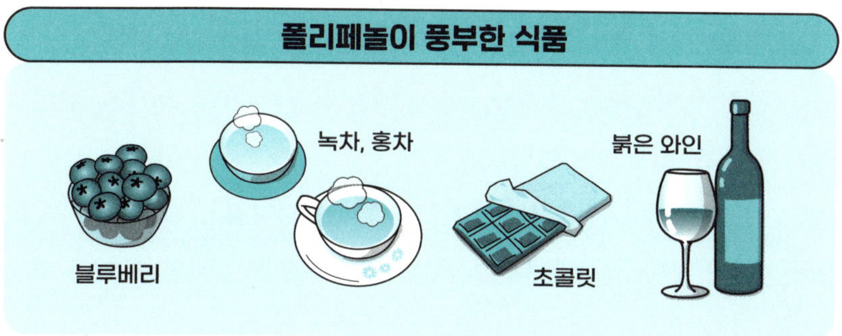

다만 이런 식품을 먹는 것만으로 NO가 늘어나는 것이 아니라 적절한 운동을 병행하는 것이 필요합니다. 운동은 거의 하지 않고 단백질을 많이 섭취하면 체내에서 단백질을 분해할 때 생기는 노폐물이 늘어나고 그것을 처리하기 위해 신장에 부담이 더해지기 때문에 신장의 염분 배출기능이 저하될 수 있습니다. • 이치하라 아쓰히로

147 높은 혈압이 금세 낮아지는 특효 지압은 없나요?

혈압을 낮추는 효과가 큰 혈자리는 '합곡'입니다. 개인차는 있지만 고혈압인 사람이 합곡을 5분 정도 지압하면 약 10분 후에는 혈압이 20~30mmHg 뚝 떨어지는 경우도 많이 있습니다. 게다가 그 효과는 오래갑니다. 한 번 지압하면 4시간 정도는 효과가 지속되니 하루 3회 지압만으로 하루 종일 혈압을 낮게 유지하는 게 쉬워집니다. 심호흡을 해도 마찬가지로 혈압이 낮아지긴 하지만, 보통 호흡으로 돌아가서 몇 분 지나지 않아 도로 혈압이 높아지므로 합곡 지압의 효과가 얼마나 좋은지 알 수 있을 것입니다.

실제로 한 번에 좌우 각각 10분씩 합곡을 지압하는 것을 하루에 한 번씩 2개월 동안 실시하면서 24시간 혈압 측정을 실시한 환자의 최고 혈압이 안정적으로 4.3mmHg 낮아진 사례가 있습니다.

합곡을 지압하면 혈압이 낮아지는 이유는 혈관이 확장되어 전신의 혈류가 좋아지기 때문입니다. 실제로 합곡 지압 후 레이저 체온계로 체온을 측정하니 체온이 1도 정도 올라간 것이 확인되어 혈류가 좋아졌다는 것이 분명해졌습니다. • 와타나베 요시히코

지압의 특효 혈자리 '합곡' 지압법

합곡 주위에는 지압점이 세 곳 있다.
세 곳을 순서대로 지압한다.

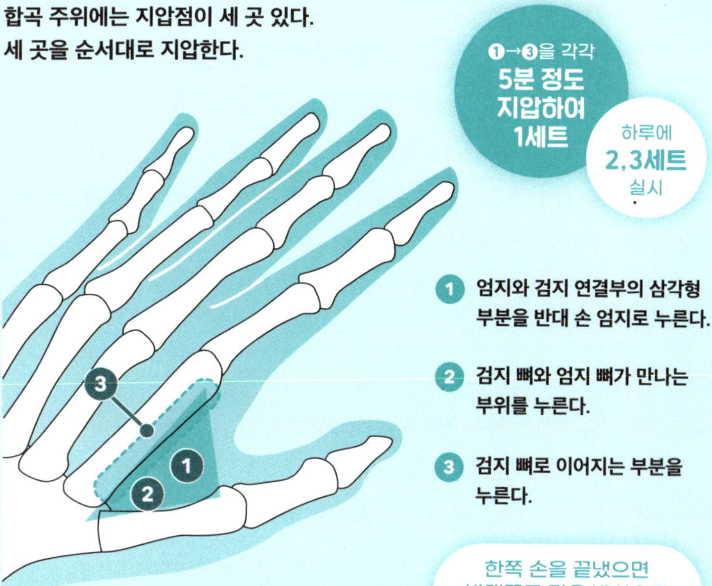

1. 엄지와 검지 연결부의 삼각형 부분을 반대 손 엄지로 누른다.
2. 검지 뼈와 엄지 뼈가 만나는 부위를 누른다.
3. 검지 뼈로 이어지는 부분을 누른다.

한쪽 손을 끝냈으면 반대쪽도 같은 방식으로 지압한다.

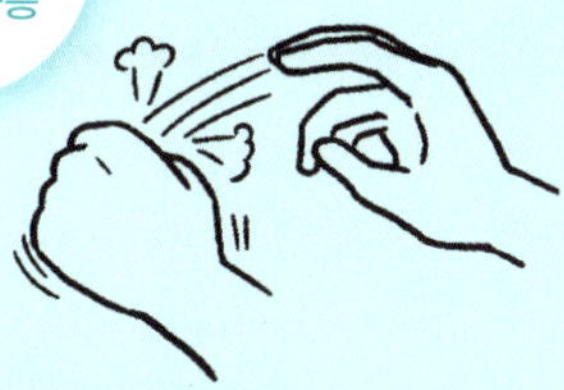

- 누를 때 너무 아프다거나 손이 피곤해서 계속하기 어려울 때는 검지와 중지로 톡톡 두드리는 것도 좋다.
- 좌우 각각 60회씩 두드린다.

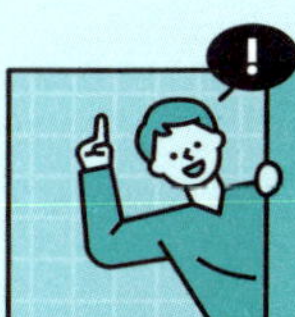

주의

- 목욕 중이거나 목욕 직후에는 피한다. 혈압이 너무 많이 떨어질 우려가 있다.
- 식사 직후, 음주 후, 임신 중인 사람은 하지 말 것
- 너무 세게 누르면 통증 자극으로 혈압이 올라가므로 '기분 좋게 아픈 정도'의 힘으로 누른다.
- 도중에 메스껍거나 이상이 있으면 중지하고 잠시 누워서 쉰다.

Q 148 고혈압인 사람에게 추천하는 혈관 나이 되돌리기 체조가 있다고 들었습니다. 자세히 알려주세요

고혈압의 큰 원인으로 동맥경화가 있습니다. 동맥경화란 동맥이 탄력과 유연성을 잃은 상태로, 동맥경화가 진행되어 나쁜 콜레스테롤이나 중성지방이 쌓이면 다시 혈압이 높아지는 악순환에 빠집니다. 나이를 먹을수록 진행되지만 젊은 사람이라도 운동 부족이나 스트레스, 불균형한 식사 등이 원인이 되어 동맥경화를 일으킬 수 있습니다. 실제 나이가 혈관 나이라고 단언할 수 없는 것입니다.

혈관 나이를 젊게 유지하는 비결은 식사에 유의하여 혈액을 맑게 유지하는 동시에 혈관을 유연하게 만드는 것입니다. 이에 나는 누구나 쉽게 따라하여 혈관을 유연하게 만들 수 있는 '혈관 되돌리기 체조'를 고안했습니다.

발뒤꿈치를 올렸다 내렸다 하면서 장딴지 근육을 사용한다거나 어깨를 움직임으로써 전신의 혈류를 상승시킵니다. 또 혈관의 유연성을 유지하는 데는 혈관을 세로로 늘리는 것이 효과적인데 어깨를 올렸다가 내렸다가 하면 동체가 늘어나 몸의 중앙을 통과하는 굵은 동맥의 스트레칭도 됩니다. 다음 그림을 주의 깊게 참고하기 바랍니다.

• 다카자와 겐지

혈관 나이 되돌리기 체조 1

아침과 밤, 기본자세부터 시작하여
❶ → ❷ → ❸의 세 가지 자세를 1세트로 한다.

1 기본자세

하반신부터 전신까지 혈류를 높인다.

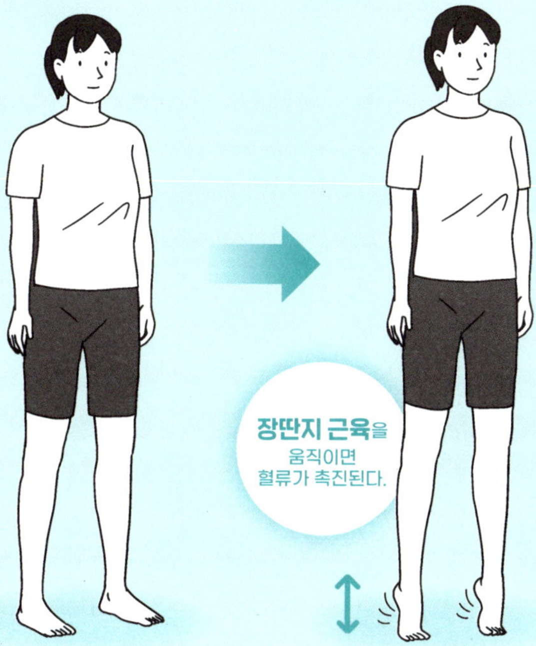

❶ **몸의 힘을 빼고 자연스럽게 선다. 두 발 사이는 발뒤꿈치를 들기 좋은 간격으로 벌린다.**

❷ **양발 뒤꿈치를 동시에 올리고 내린다. 10회 1세트**

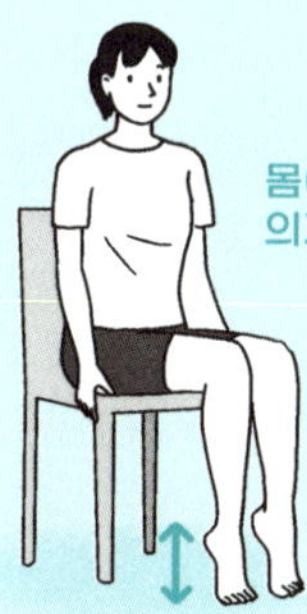

몸이 휘청거린다면
의자에 앉아서 해도 좋다.

다음 페이지에 계속

혈관 나이 되돌리기 체조 2

2 팔짱 끼고 으쓱으쓱 자세

몸체 앞쪽, 배와 가슴의 혈류 상승

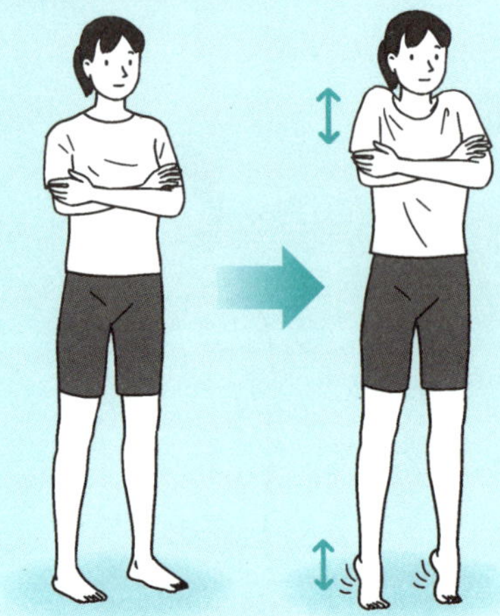

1. 몸 앞에서 팔짱을 낀다.
   팔은 몸 옆에 붙이고 해도 좋다.
2. 발뒤꿈치를 올렸다 내렸다 하면서 양어깨도 올렸다 내렸다 반복한다. 10회 1세트

팔이 아니라 **어깨를 움직이는 것**을 의식할 것

3 손 내밀고 으쓱으쓱 자세

몸체 뒤쪽, 등의 혈류 상승

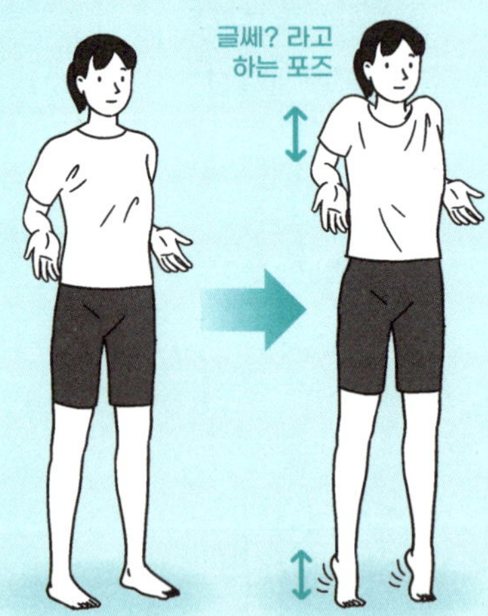

1. 양손을 몸 옆에 대고 양 팔꿈치를 뒤로 당긴다. 손바닥은 앞을 향한다.
2. 발뒤꿈치를 올렸다 내렸다 하면서 양어깨도 올렸다 내렸다 반복한다. 10회 1세트

팔이 아니라 **어깨를 움직이는 것**을 의식할 것

Q 149 장딴지 주무르기가 높은 혈압을 떨어뜨리는 데 효과적이라고 하던데 정말인가요?

장딴지에는 가자미근과 비복근, 두 근육이 있습니다. 걸을 때 이 근육들이 수축과 이완을 되풀이하며 그에 따라 정맥이 압박되어 정맥혈이 심장으로 밀려올라갑니다. 마치 펌프 같은 작용을 하고 있어서 장딴지는 제2의 심장이라고 불립니다.

한번 장딴지를 만져보십시오. 건강한 장딴지 근육은 곤약 정도의 단단함을 가집니다. 알통처럼 딱딱하거나 양말을 벗어도 30분 이상 자국이 남는다거나, 잡으면 근육이 아프지 않나요? 만약 그렇다면 펌프 작용이 저하되어서 혈류가 나쁜 상태입니다.

장딴지를 주무르는 것도 혈압 강하 효과를 기대할 수 있지만 두드리면 효과가 더 뛰어납니다. 두드리면서 근육을 활성화하여 펌프기능을 높이면 혈류가 좋아지고 혈압을 낮출 수 있습니다.

장딴지의 근육

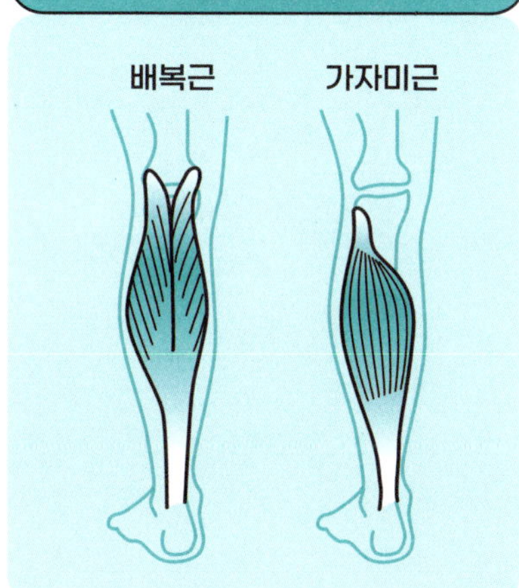

고혈압 환자에게 1회 10분 정도 장딴지 두드리기를 10일 동안 하도록 했더니 평균적으로 최고, 최저 모두 5~10mmHg 낮아졌습니다. 그중 가장 효과가

켰던 사람은 최고혈압이 145mmHg에서 132mmHg로, 최저혈압이 75mmHg에서 69mmHg로 낮아졌습니다.

장딴지 두드리기는 다리가 굵어서 주무르기 힘든 사람도, 손힘이 약한 사람도 쉽게 할 수 있는 방법이니 꼭 시도해보길 권합니다.

• 와타나베 요시히코

장딴지 두드리기 방법

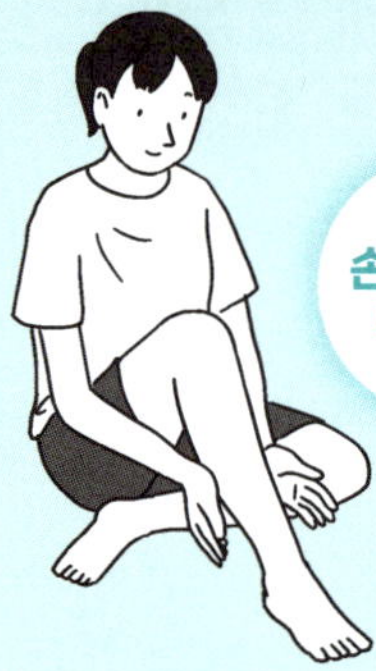

손바닥으로 두드린다.

손바닥의 말랑한 부분을 사용해서 발목부터 무릎을 향해 장딴지 양 옆을 두드린다. 좌우 각각 1~5분 동안 실시한다.

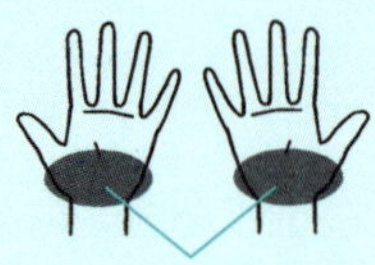

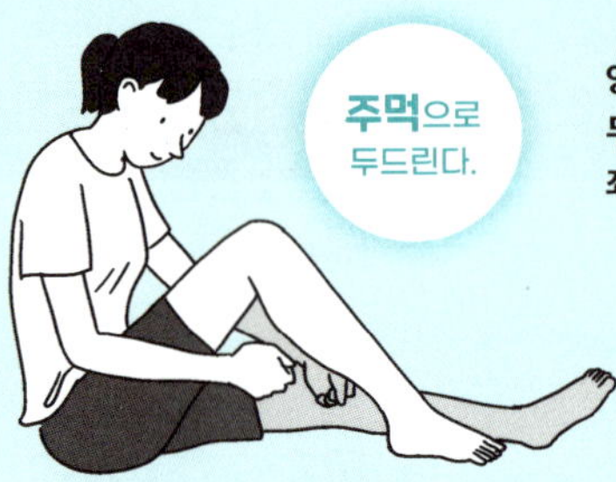

주먹으로 두드린다.

양손 주먹의 엄지 쪽으로 발목부터 무릎 방향으로 장딴지 중앙을 두드린다. 좌우 각각 1~5분 동안 실시한다.

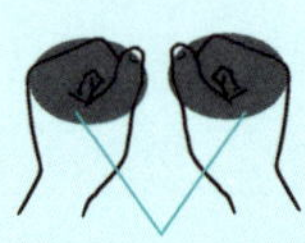

주의

- 5분 이상 두드리면 피하출혈이 생길 수 있으니 주의할 것
- 염증이나 상처, 하지정맥류나 정맥염이 있는 사람은 하지 말 것

150 높은 혈압을 누워서 낮출 수 있는 체조는 없을까요?

최고혈압은 정상인데 최저혈압이 높은 사람이 있습니다. 60세 미만 중 이런 유형인 사람은 말초혈관이 동맥경화를 일으키고 있을 가능성이 있습니다.

최저혈압은 심장에서 혈액을 보낸 후 확장되었을 때 대동맥에 남은 혈액이 가느다란 모세혈관까지 밀려날 때 혈관에 가해지는 압력입니다. 최저혈압이 높다는 것은 모세혈관이 동맥경화를 일으켜 혈류가 나빠졌다는 것으로 모세혈관이 허약해진 상태입니다.

모세혈관이 허약해지면 말단까지 혈액이 돌기 어렵기 때문에 손발이 차거나 저린 느낌이 심해집니다. 추운 시기에는 손발 끝이 몸 중심부의 체온에 비해 4~58C 낮아지는 경우도 있습니다. 전신에 산소나 영양분이 도달하지 않는 한편 이산화탄소와 노폐물이 제대로 배출되지 않고 쌓여서 두통이나 어지럼증, 시력 저하, 빈뇨 같은 각종 불편한 증상이 일어납니다.

허약해진 모세혈관을 개선하는 방법으로 누운 채 간단하게 할 수 있는 '잼잼체조'가 있습니다(그림 참조). 손발을 움직여서 손끝에 의식적으로 자극을 줌으로써 혈류가 좋아지고 허약해진 모세혈관을 개선할 수 있습니다. 누운 채 할 수 있는 체조이니 하루에 한 번씩 해보길 권합니다. 3개월 정도 계속하면 조금씩 최저혈압이 개선됩니다.

잼잼체조 방법

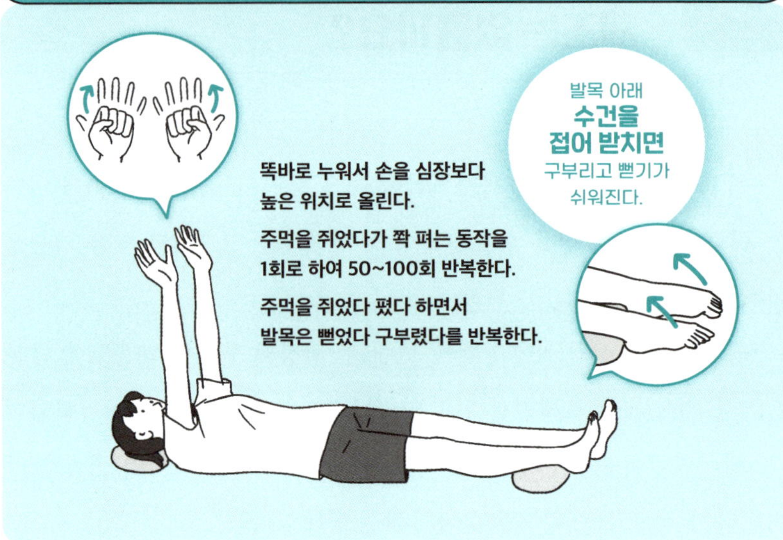

모세혈관이 허약하다고 해도 가느다란 혈관일 뿐이니 괜찮을 거라는 생각은 큰 잘못입니다. 모세혈관의 동맥경화를 방치하면 증상이 나타나지 않는 작은 뇌출혈 등을 일으키게 됩니다. 그리고 그 상태로 알아채지 못한 채 지내면 결국은 굵은 혈관에도 동맥경화가 일어나 최고혈압도 높아져서 뇌졸중이나 심근경색 등 심각한 사태를 초래할 위험이 있습니다. 잼잼체조로 고혈압 예방과 개선을 위해 노력하면 도움이 될 것입니다. • 와타나베 요시히코

저자 소개

가리오 가즈오미 · 苅尾七臣

지치의과대학교 의과학강좌 순환기내과학부문 교수,
지치의과대학교 부속병원 순환기센터장. 일본고혈압학회 이사.
지치의과대학교를 졸업했다. 미국 코넬대학교 의학부 순환기센터,
록펠러대학 Guest Investigator, 컬럼비아대학교 의학부 객원교수,
지치의과대학교 내과학 COE 교수 등을 역임했다.

구와지마 이와오 · 桑島 巌

도쿄도건강장수의료센터 고문, 도토클리닉 고혈압전문내과.
이와테의과대학교 의학부를 졸업하고 뉴올리언스 옥스너연구소에서 유학했다.
도쿄도건강장수의료센터 부원장을 역임했다.
저서로《혈관을 튼튼하게 만드는 23가지 습관》이 있다.

이치하라 아쓰히로 · 市原淳弘

도쿄여자의과대학교 내분비내과학 강좌교수.
게이오기주쿠대학교 의학부를 졸업했다.
미국 툴레인대학교 의학부 생리학교실 리서치펠로우,
툴레인대학교 의학부 생리학교실 강사를 거쳐
게이오기주쿠대학교 의학부 안티에이징 내분비학강좌 준교수를 역임했다.

다카자와 겐지 · 高沢謙二

의학박사. 도쿄의과대학교 명예교수.
도쿄의과대학교 졸업 후 동 대학원 입학, 동 대학 제2내과에 입국했다.
도쿄의과대학교 순환기내과 교수, 도쿄약과대학 객원교수,
도쿄의과대학교 하치오지의료센터 병원장,
도쿄의과대학병원 건강진단예방의학 센터장 등을 역임했다.

시마다 가즈유키 · 島田和幸

지치의과대학교 명예교수. 신오야마시민병원 병원장.
도쿄대학교 의학부를 졸업했다. 도쿄대학병원 제3내과에서 근무했고,
미국 터프츠대학교, 뉴잉글랜드 메디컬센터, 고치의과대학,
지치의과대학에서 강사와 교수, 병원장을 역임했다.

이마이 유타카 · 今井 潤

도호쿠대학교 명예교수, 도호쿠 혈압관리협회 이사장.
도호쿠대학교 의학부를 졸업했다. 멜버른 모나슈대학교에서 3년 동안 연구를 수행했다.
도호쿠대학교 대학원 의학 약학계 연구과 임상약학교수로 재직했다.

와타나베 요시히코 · 渡辺尚彦

일본치과대학병원 내과 임상교수.
성마리안나의과대학 의학부를 졸업하고 동 대학원에서 박사과정을 수료했다.
미네소타대학교 시간생물학연구소 객원조교수를 거쳐
도쿄여자의과대학교 히가시의료센터 교수를 역임했다.
1987년 8월부터 연속휴대형혈압계를 장착하고
365일 24시간 혈압을 측정하고 있다.

옮긴이 **최려진**

한국외국어대학교 환경학과와 한국방송통신대학교 일본학과를 졸업했다. 행간을 옮기는 찰떡같은 표현을 찾는 일이 행복한 번역가. 옮긴 책으로 『영어는 3단어로』, 『유대인 영어 공부법』, 『꿈이 없다고 말하는 그대에게』, 『하루 10분 엄마 습관』, 『뇌는 왜 내편이 아닐까』, 『복지강국 스웨덴, 경쟁력의 비밀』, 『경제 예측 뇌』 등이 있다.

고혈압 아는 만큼 고칠 수 있다

초판 1쇄 2024년 4월 30일
저자 가리오 가즈오미 외
옮긴이 최려진
발행인 유성권
편집장 이재선
기획 유지인
마케팅 김호철, 최성규, 김진형, 정명한, 김모란, 노예련, 한태수, 김지현, 김채환
판형 152mm × 224mm
발행처 범문에듀케이션
서울시 양천구 목동서로 211 범문빌딩 (우) 07995
전화 02) 2654-5131 / **팩스** 02) 2652-1500
웹사이트 www.medicalplus.co.kr
등록 2011년 1월 3일 제 2011-000001호

ISBN 979-11-5943-437-2 (13510)

아침에 먹는 사과 한 알이 우리 몸을 건강하게 합니다.
아침사과는 건강한 몸과 마음을 만들어주는 책을 만드는 (주)범문에듀케이션의 건강 실용서 브랜드입니다.